W0175198

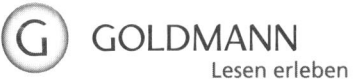

GOLDMANN
Lesen erleben

Buch

Jedes Jahr nach dem Winter das gleiche Drama. Die Hose spannt, der Sommer und die Bikinisaison naht. Also runter mit den überflüssigen Pfunden. Heilversprechende Diäten, die das vielbeschworene Idealgewicht bringen sollen, gibt es zu Genüge – und doch scheitert man immer wieder bei der Umsetzung.
Warum das so ist und was man dagegen tun kann, zeigt die Psychologin und Bestsellerautorin Maja Storch. Sie macht Schluss mit dem Diätenwahn und stellt ihm mit ihrem »Ich-Gewicht« ein völlig neues Konzept entgegen, das dort ansetzt, wo es wirklich hakt: Denn es ist unser Unbewusstes, das uns am Abnehmen hindert oder daran, auch ohne Abnehmen glücklich zu sein. Auf verständliche Art vermittelt Maja Storch neueste wissenschaftliche Erkenntnisse zum Thema Gesundheit und Motivation und führt durch einen Prozess, an dessen Ende endlich gelingt, woran viele schon seit Jahren vergeblich arbeiten: Bewusstes und Unbewusstes in Einklang zu bringen und das ureigene Gewicht zu finden.
Das »Ich-Gewicht« ist ein wegweisendes Buch, das fernab aller Diätratgeber in sieben praktischen Schritten zeigt, wie wir herausfinden, was wir wirklich wollen und wie einfach es im Grunde ist, uns unsere Wünsche zu erfüllen.

Autorin

Die Psychoanalytikerin und Psychotherapeutin Maja Storch hat Psychologie, Philosophie und Pädagogik studiert. Sie ist Selbstmanagement-Trainerin mit langjähriger Erfahrung, arbeitet als Projektleiterin an der Universität Zürich und ist wissenschaftliche Leiterin des Instituts für Selbstmanagement und Motivation Zürich ISMZ (www.ismz.ch). Mit ihren bisher erschienenen Büchern »Die Sehnsucht der starken Frau nach dem starken Mann«, »Das Geheimnis kluger Entscheidungen« und »Rauchpause« eroberte sie neben einem breiten Publikum auch die Bestsellerlisten.

www.majastorch.de

Maja Storch

Mein Ich-Gewicht

Wie das Unbewusste hilft,
das richtige Gewicht zu finden

GOLDMANN

Alle Rätschläge und Hinweise in diesem Buch wurden von der Autorin und vom Verlag sorgfältig erwogen und geprüft. Eine Garantie kann dennoch nicht übernommen werden. Eine Haftung der Autorin beziehungsweise des Verlags und seiner Beauftragten für Personen-, Sach- und Vermögensschäden ist daher ausgeschlossen.

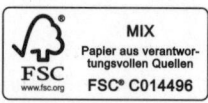

MIX
Papier aus verantwor-
tungsvollen Quellen
FSC® C014496

Verlagsgruppe Random House FSC-DEU-0100
Das für dieses Buch verwendete FSC®-zertifizierte Papier *Classic 95*
liefert Stora Enso, Finnland.

4. Auflage
Vollständige Taschenbuchausgabe Mai 2009
Wilhelm Goldmann Verlag, München,
in der Verlagsgruppe Random House GmbH
Erstausgabe erschienen im Pendo Verlag, März 2007
© Piper Verlag, München
Umschlaggestaltung: Uno Werbeagentur, München
Umschlagmotiv: Getty Images / Alex Cao
Satz: Buch-Werkstatt GmbH, Bad Aibling
Druck und Bindung: GGP Media GmbH, Pößneck
CB · Herstellung: IH
Printed in Germany
ISBN 978-3-442-16968-9

www.goldmann-verlag.de

Inhalt

Gewidmet meinem Bruder Johannes,
dem Mann mit dem sprühenden Geist,
und Marianne Schiess,
der besten Schreiblehrerin von allen

Einleitung

Gehören Sie auch zu den Menschen, die eigentlich genau wissen, was man tun müsste, um zum Idealgewicht zu gelangen? Die im Regal zahlreiche Bücher stehen haben, in denen sämtliche bekannten Formen von Diäten beschrieben sind? Wissen Sie, welche Nahrungsmittel viele Kalorien haben und welche wenig? Und Sie wissen ebenfalls, dass man mindestens dreimal in der Woche 30 Minuten Bewegung in den Stundenplan einbauen sollte. Sie wissen das alles.

Aber Sie tun es nicht. Und Sie haben laufend irgendwo in einem Winkel Ihrer Seele ein schlechtes Gewissen deswegen. Das soll anders werden.

Gewicht, Schönheit und Gesundheit sind Themen, die alle angehen. Darum lohnt es sich, hierzu einen eigenen Standpunkt zu entwickeln. Das ist jedoch nicht einfach, sondern ausgesprochen schwierig, denn die Experten streiten sich. Welches Essverhalten ist richtig, was ist falsch? Soll man mit Stöcken walken oder ohne? Muss eine Frau mit 50 Jahren dasselbe Gewicht haben, das sie mit 25 Jahren hatte? Ist ein Mann mit Bierbauch unattraktiv und muss er am Waschbrettbauch arbeiten? Wem soll man glauben? Wer bestimmt die Vorgehensweise? Wie soll man sich zurechtfinden im wuchernden Gestrüpp von BMI, Idealgewicht, Glyx-Index oder Waist-to-Hip-Ratio?

Weil ich mich als Psychoanalytikerin seit 20 Jahren mit dem Unbewussten beschäftige, wundere ich mich, wie die

Expertenwelt ernsthaft den Versuch unternehmen kann, an so einer zentralen, identitätsbestimmenden Sache wie dem eigenen Körperumfang arbeiten zu wollen, ohne sich dabei um unbewusste Motivlagen zu kümmern. Eine nachhaltige Lebensumstellung jeglicher Art kann niemals auf gesunde und bereichernde Art vollzogen werden, ohne das Unbewusste mit ins Boot zu nehmen. Mit anderen Worten: Wenn Sie bei Ihrem Vorhaben, Ihr Essverhalten zu ändern, immer wieder scheitern, hat das höchstwahrscheinlich damit zu tun, dass Ihr Unbewusstes diese Absicht bisher nicht unterstützt hat, aus was für Gründen auch immer. Das Unbewusste verfügt nicht über Sprache, es kann sich nur in Gefühlen oder Bildern äußern. Dieser Code ist vielen Menschen unbekannt. Wer auf Dauer mit dem eigenen Gewicht arbeiten will, braucht Information darüber, wie man die Signale des Unbewussten deuten kann und wie eine Absicht sich anfühlt, die vom Unbewussten unterstützt wird.

Dieses Buch bringt einen neuen Begriff auf die Bühne, das Ich-Gewicht. Dieser Begriff soll helfen, das Selbstbestimmungsrecht über den eigenen Körper zurückzuerobern. Das Ich-Gewicht unterscheidet sich von allen anderen Definitionen des korrekten Körpergewichts durch vier wesentliche Merkmale:

- Ich-Gewicht wird gefühlt, nicht errechnet
- Ich-Gewicht ist flexibel, nicht normiert
- Ich-Gewicht ist selbstbestimmt, nicht fremdbestimmt
- Ich-Gewicht kommt ohne schlechtes Gewissen aus

Ich-Gewicht wird gefühlt, nicht errechnet

Die herkömmliche Methode, um das richtige Gewicht herauszufinden, besteht in mathematischer Aktivität. Zur Verfügung stehen wechselnde Formeln, von denen ich im Laufe meines Lebens drei verschiedene kennengelernt habe. Mathematik auf den eigenen Körper anzuwenden heißt, das eigene Wohlbefinden von Zahlen abhängig zu machen. Selbstverständlich benötigt man Richtwerte, um extremes Übergewicht oder gefährliches Untergewicht aus medizinischer Sicht klar definieren zu können. Für den großen Bereich der Menschen, deren Körperumfang sich zwischen den beiden Außenbereichen in der gemütlichen Mitte der statistischen Normalverteilung befindet, sind Zahlen jedoch irreführend, denn sie entfernen den Menschen vom Gefühl für sich selbst und führen zur innerpsychischen Entfremdung[1].

Ich-Gewicht ist flexibel, nicht normiert

Alle Maße, die sich aus Tabellen ablesen lassen, sind als feste Größen gedacht. Der menschliche Körper ist aber keine feste Größe. Der menschliche Körper ist lebendige Materie und ist darum in dauernder Veränderung begriffen. Leben lässt sich nicht in Formeln pressen, und wer das für sich versucht, wird bald einmal feststellen, dass er sich in einem Zwangskorsett befindet. Der Körper verändert sich über die ganze Lebensspanne. Er reagiert auf hormonelle Umstellungen genauso wie auf Stress, Schlaf- oder Lichtmangel. Wenn man versucht, den eigenen Lebenslauf in die starre Struktur mathematischer Mittelwerte zu pressen, beschneidet man die Eigenheit und verliert an Identität. Das Ich-Gewicht wird ein Leben lang flexibel mit den momentanen Umständen ausbalanciert. Es passt sich dem Eigenen an und nicht der Norm.

Ich-Gewicht ist selbstbestimmt, nicht fremdbestimmt

Nachdem sich auch nach vielen Jahren Forschung noch keine einstimmige Expertenmeinung dazu herausgebildet hat, wie man am besten mit dem eigenen Körpergewicht umgehen sollte, hat man alles Recht der Welt, zur Selbstbestimmung überzugehen. Die Fremdbestimmung greift nicht nur auf den Körperumfang zu, sie diktiert unrealistische Schönheitsideale, immer schneller wechselnde Modezyklen und sportliche Trends. Die allermeisten davon tragen nichts zu einem individuell erfüllten Leben bei, kosten aber viel Geld und Zeit. Das Ich-Gewicht ist das Gewicht, das selbstbestimmt erworben und gehalten wird; mit den Mitteln, die man aufgrund der aktuellen Lebenslage und der eigenen Vorlieben für sich selbst als angemessen einschätzen kann. Die Meinung von anderen kommt an zweiter Stelle, wenn überhaupt. An erster Stelle kommen die eigene Meinung und das eigene Gefühl für Wohlbefinden und Lebensqualität.

Ich-Gewicht kommt ohne schlechtes Gewissen aus

Weil gängige Vorstellungen vom richtigen Gewicht nicht mit dem Unbewussten abgestimmt sind, sind sie oft nur im Kampf gegen unbewusste Motivlagen durchzusetzen: mit Disziplin und Selbstkontrolle. Auf Dauer ist jedoch das Unbewusste das stärkere System. Darum erleben viele Menschen Misserfolge in Serie, deuten dies als mangelnde Willenskraft und leben permanent mit einem schlechten Gewissen. Im Gegensatz dazu erzeugt die Koordination von bewussten Plänen mit dem Unbewussten eine Form von Willenskraft, die von selbst funktioniert. Sie ist mit guten Gefühlen verbunden und mit Eigenmotivation optimal abgestimmt. Deswegen reduzieren sich die Misserfolge. Selbst wenn welche auftreten, kommt man ohne schlechtes Gewissen aus, weil man die Ursachen zielgerichtet suchen kann und nicht auf persönliche Willensschwäche zurückführen muss.

Dieses Buch führt in sieben Schritten dazu, die bewussten Pläne mit dem Unbewussten in Übereinstimmung zu bringen, und bereitet damit die Basis für das selbstbestimmte Ich-Gewicht. Jedes Kapitel ist einem dieser Schritte gewidmet. Die theoretischen Hintergründe werden verständlich erklärt und mit vielen Beispielen anschaulich gemacht. Ausgangspunkt ist Ihre aktuelle, bewusste Absicht. Ich zeige Ihnen, wie Sie dazu systematisch den Kommentar des Unbewussten einholen können, um beides in Einklang zu bringen. Um diesen Einklang herzustellen, brauchen Sie eine neue Sichtweise auf das Thema Willenskraft, Wissen über die Funktionsweise der beiden Systeme Unbewusstes und bewusster Verstand sowie über die unterschiedlichen Bewertungsmöglichkeiten, mit denen die beiden Systeme arbeiten. Damit erwerben Sie faszinierende Einblicke in die Vorgänge, die der menschlichen Handlungssteuerung zugrunde liegen.

Als nächsten Schritt untersuchen Sie die Quellen der eigenen Idealvorstellungen und lernen, eigene Wünsche von fremden Vorstellungen zu unterscheiden, was gar nicht so selbstverständlich ist, wie es sich zunächst anhören mag. Ab diesem Punkt ist Ihr Vorhaben so weit gediehen, dass es drei Checks durchlaufen kann, um es mit nachhaltiger, lustvoll erlebter Willenskraft zu untermauern. Zum Schluss wird diese nun passgenau formulierte Absicht noch am richtigen Platz in der sogenannten Zielpyramide verortet. Diese Verortung stellt nicht nur eine hohe eigene Motivation sicher, sondern verbindet Ihr Vorhaben auch optimal mit Ihrer Gesamtpersönlichkeit. Am Ende dieses Buches haben Sie sich ein Motto erarbeitet, das Ihr Unbewusstes zielgerichtet aktiviert und als Schlüssel zu Ihrem persönlichen Ich-Gewicht dient.

Diese Art der Entscheidungsfindung macht Sie autonom und unabhängig von fremden Meinungen. Sie macht Sie auch immun gegen eigene, selbst aufgestellte Fallen. Wenn Sie sich entschließen, Ihr Gewicht so zu belassen, wie es gerade ist, dann wird das nicht aus Trotz geschehen, sondern aus einer aufrechten, besonnen erworbenen inneren Einstellung heraus. Wenn Sie beschließen, Gewicht zu reduzieren, dann geschieht das nicht, weil Sie sich dem herrschenden Schönheitsideal unterwerfen, sondern weil Sie sich selbst gute Gründe dafür erarbeitet haben. Und wenn Sie anfangen, Bewegung in Ihr Leben zu bringen, dann nicht, weil Sie in einem wenig durchdachten Gesundheitsfanatismus der ewigen Jugend nachlaufen, sondern weil die Bewegung in Ihre ganz persönliche Art der Lebensführung eine spürbare Bereicherung bringt.

Der Einstieg in die sieben Schritte zum Ich-Gewicht besteht darin, dass Sie jetzt gleich, zu Beginn, einmal aufschreiben, was Sie für sich und Ihr Gewicht gerne wollen würden, wenn Sie wünschen dürften wie an Weihnachten. Sie werden sehen, dass dies der Anfang eines spannenden Prozesses ist. Schreiben Sie einfach spontan Ihren Herzenswunsch auf, ohne viel nachzudenken.

Ich _____

... und nun kann's losgehen!

Hinweise zum Gebrauch dieses Buches

Dieses Buch gibt keine Empfehlungen für neue Diäten, Sportarten oder andere Gesundheits-Erlangungs-Varianten. Dieses Buch befasst sich ausschließlich mit Psychologie.

Die Art und Weise, wie dieses Buch sich mit Psychologie befasst, hat mit echtem Bemühen und aufrichtiger Arbeit an sich selbst zu tun. Wer simple Tipps und Tricks erwartet, die den mühelosen Weg versprechen, wird so etwas in diesem Buch nicht finden.

Finden kann man stattdessen eine systematische Auswahl von psychologischen Theorien, die beitragen zu verstehen, wie Ich-Gewicht individuell definiert und wie nachhaltige Willenskraft erzeugt werden kann. Diese Theorien werden in einer Sprache vermittelt, die es erlaubt, die Materie zu verstehen und dazu noch Spaß beim Lesen zu haben.

Am Ende jedes Theorie-Teils findet sich ein Arbeitsblatt, das den Inhalt des jeweiligen Kapitels auf Ihre persönliche Thematik bezieht. Darum ist dieses Buch nicht nur zum einmaligen Durchlesen gedacht, sondern als Arbeitsgrundlage zum mehrmaligen Gebrauch konzipiert. Wer nicht in das Buch hineinschreiben will, findet die Arbeitsblätter kostenlos als PDF-Datei auf der Homepage des Instituts für Selbstmanagement und Motivation Zürich (www.ismz.ch).

Die meisten Probeleserinnen und Probeleser haben das Buch zunächst einmal komplett durchgelesen, um sich einen Überblick über die Vorgehensweise zu verschaffen. Die

Arbeitsblätter wurden dann erst in einem zweiten Durchgang ausgefüllt. In vielen Fällen war es hilfreich, die einzelnen Schritte zusammen mit ein oder zwei anderen Personen durchzugehen. Das gemeinsame Gespräch erzeugt oft mehr Anregungen, als man alleine hervorzubringen vermag.

Wenn ich eine Zauberformel hätte, um zum Traumkörper zu gelangen, würde ich sie Ihnen mitteilen – leider habe ich keine. Was ich anbieten kann, ist eine Anleitung zum gründlichen Nachdenken und zum sorgfältigen Umgang mit sich selbst, dem eigenen Körper und der eigenen Innenwelt. Gründliches Nachdenken und Sorgfalt sind nicht unbedingt die Tätigkeiten und Eigenschaften, die auf den ersten Blick besonders sexy und cool wirken, das weiß ich sehr wohl. Trotzdem ist es das Beste, was ich empfehlen kann. Und wenn Sie sich auf den Prozess einlassen, durch den ich Sie in diesem Buch führe, werden Sie erleben, dass eine dauerhafte Veränderung möglich ist.

1. Kapitel

Von Gummibärchen und Tante Marthas Pfingstkarpfen:
Die Willenskraft

Was ist eigentlich Willenskraft?

Das Thema Gewicht, Fitness und Gesundheit ist im Alltagsverständnis eng an die Vorstellung von Willenskraft gekoppelt. Daher lohnt es sich, diesen Begriff einmal genauer unter die Lupe zu nehmen.

Viele Menschen, denen es nicht gelingt, dreimal täglich einen Rohkostsalat mit Sellerieraspeln und fettfreiem Ziegenhartkäse zu sich zu nehmen, bringen ihre kostbare Lebenszeit damit zu, sich mit einem latenten Schuldgefühl zu plagen. Dieses Schuldgefühl resultiert in vielen Fällen aus einer falschen Vorstellung davon, was Willenskraft ausmacht. »Wenn ich nur wollte, dann könnte ich schon.« Oder: »Reiß dich doch einfach mal zusammen.« Oder: »Was dir halt einfach fehlt, ist die Selbstdisziplin.« Kennen Sie solche Äußerungen? Die Schuldgefühle wegen mangelnder Willenskraft legen sich über das Leben mancher Menschen wie ein feiner Staub, den man kaum sehen kann, der aber doch überall eindringt. Sie beeinflussen die Lebensführung und auch die Lebensqualität. Ganz prekär wird die Sache dann, wenn man anfängt, Schuldgefühle wegen der Schuldgefühle zu entwickeln.

Hierzu ein Beispiel von einer Kursteilnehmerin: »Ich bin morgens mit einer Schale Milchkaffee und der Samstagszeitung im Bett geblieben, anstatt joggen zu gehen. Und anstatt das zu genießen, hatte ich ein schlechtes Gewissen. Darum habe ich jetzt zusätzlich ein schlechtes Gewissen, dass ich ein schlechtes Gewissen hatte und den Milchkaffee nicht wirklich optimal genossen habe.«

Das muss nicht sein. Lassen Sie sich zum Einstieg von der Weisheit des Alters inspirieren.

Lebensbilanz einer 85-jährigen Frau

»Wenn ich mein Leben noch mal leben könnte, würde ich versuchen, mehr Fehler zu machen. Ich würde mich entspannen. Ich würde bis zum Äußersten gehen. Ich würde alberner sein als bei diesem Trip. Ich weiß einige Dinge, die ich ernster nehmen würde. Ich würde verrückter sein.
Ich würde weniger hygienisch sein. Ich würde mehr Chancen wahrnehmen. Ich würde mehr unternehmen. Ich würde mehr Berge besteigen, in mehr Flüssen schwimmen und mehr Sonnenuntergänge beobachten. Ich würde mehr Eis und weniger Spinat essen. Ich würde mehr aktuelle Probleme und weniger eingebildete haben. Das Leben ist mit einer Reise zu vergleichen. Ich habe meine Lebensreise immer mit zu viel und zu schwerem Gepäck unternommen.
Wenn ich mein Leben noch einmal leben könnte, würde ich im Frühling früher anfangen, barfuß zu laufen, und im Herbst später damit aufhören. Ich würde öfter die Schule schwänzen. Ich würde gute Noten nur aus Versehen schreiben. Ich würde

öfter Karussell fahren. Ich würde mehr Gänseblümchen pflücken. Wenn Du Dich andauernd nur schindest, vergisst Du sehr bald, dass es so wunderbare Dinge gibt, wie zum Beispiel einen Bach, der Geschichten erzählt, und einen Vogel, der singt.« (Kaiser, 1994, S. 24)

Was spricht diese alte Dame an? Sie spricht das Faktum an, dass es offenbar möglich ist, auf eine Art zu leben, die vorwiegend mit guten Gefühlen behaftet ist. Das möchte natürlich der Mensch auch, der am Samstagmorgen das Jogging ausfallen lässt und mit Milchkaffee und Zeitung im Bett bleibt. Es gelingt ihm jedoch nicht, obwohl er sich redlich Mühe gibt. Wie lässt sich das erklären? Um auf diese Frage eine Antwort zu finden, müssen wir eine nähere Bestimmung des Begriffes Willenskraft vornehmen.

Selbstkontrolle und Selbstregulation – zwei Arten von Willenskraft

Wenn wir im Alltag von Willenskraft sprechen, verbinden wir meistens einen ganz bestimmten Vorgang damit, den jeder Mensch schon einmal erlebt hat. Man kann nämlich beobachten, dass man sich durch einen innerpsychischen Prozess selbst zwingen kann, etwas zu tun, das man nicht gerne tut. Dies ist zum Beispiel der Fall, wenn man sich daranmacht, einen Karton voller Spesenbelege alphabetisch zu sortieren und für die Steuererklärung vorzubereiten. Oder wenn man sich für die Krebsvorsorge anmel-

21

det. Wenn die Freundin anruft und über ihre Pollenallergie klagt, kann es durchaus sein, dass man durch dieses Telefonat von einer anderen, eigentlich angenehmeren oder dringlicheren Tätigkeit abgehalten wird und man während des Zuhörens dauernd das Gefühl hat, einen konkurrierenden Handlungsimpuls unterdrücken zu müssen. Ist es Ihnen nicht auch schon passiert, dass Sie eine Einladung erhalten haben zu einer Veranstaltung, zu der Sie eigentlich gar keine Lust hatten? »Ich muss halt«, sagt man sich dann und geht hin. Man tut es im Grunde gegen den eigenen inneren Wunsch. Wir sind offenbar in der Lage, uns mit Willenskraft zu etwas zu zwingen. Diese Art von Willenskraft besteht darin, eigene Wünsche zugunsten anderer Handlungsvorsätze zurückzustellen.

Viele Menschen, die sich immer wieder aufs Neue, mehr oder weniger erfolglos, mit der Absicht herumschlagen, regelmäßig Sport zu treiben, machen ähnliche Beobachtungen bezüglich ihrer Wünsche und ihrer Willenskraft. Der Morgen ist nasskalt, das Bett ist gemütlich warm, und der Vorsatz heißt: walken gehen. Wenn der Wille siegt – so die Alltagserfahrung –, dann schaffe ich es, den Wunsch, mich noch einmal in die Decken zu kuscheln, zu besiegen und stattdessen aufzustehen und meinen Vorsatz in Handlung umzusetzen. Wenn der Wille nicht siegt, wenn es an Willenskraft mangelt, dann bleibe ich liegen, und der sportliche Vorsatz wird nicht in Handlung umgesetzt. Ein Mensch, der sich vorgenommen hat, der Figur zuliebe auf Süßigkeiten zu verzichten, kennt ähnliche Phänomene. Die Tüte mit Gummibärchen lockt, der Wille hält mich zurück. Die

Gummibärchen duften lecker, der Wille hält mich immer noch zurück. Die Gummibärchen leuchten und funkeln, sie kichern und winken – der Wille wird schwach. Die Gummibärchen kichern lauter und lauter, der Wille wird schwächer und schwächer, und schon bewegt sich die Hand, gegen meinen Willen, und schwups, verschwinden die ersten Gummibärchen im Mund. All das gegen meinen ausgesprochenen Willen. Es ist fast so, als sei man von einem bösen Geist besessen oder von irgendeiner heimtückischen Instanz bewohnt, einem Schweinehund zum Beispiel. Wenn dem nicht so ist, weil es im Lichte der Wissenschaft weder böse Geister noch Schweinehunde gibt, dann kann es nur an der Persönlichkeit liegen, wenn man willensschwach ist. Und wenn man so ein willensschwaches Bündel von Fleischeslust ist, dann liegt die Assoziation zu Sünde und Schuld ganz nahe. Diese Assoziationskette stellt eine hervorragende Quelle für prächtige, nachhaltige und deutlich wahrnehmbare Schuldgefühle dar. Man sieht: Diese Art von Willenskraft ist eine sichere Basis für die Entstehung von schlechtem Gewissen.

Schuldgefühle beruhen auf der Vorstellung, dass Willenskraft darin besteht, einen einmal gefassten Vorsatz gegen konkurrierende Handlungsimpulse durchzusetzen, auch wenn dies schwierig ist. Damit Klarheit über die Begriffe besteht, nenne ich die Fähigkeit, dies zu tun, Selbstkontrolle. Andere, häufig verwendete Wörter für diese Fähigkeit des Menschen sind z.B. Selbstdisziplin oder Selbstüberwindung. Egal, welches Wort man dafür benutzt, man meint damit die Fähigkeit, etwas zu tun, das im Moment nicht angenehm ist und das mit der erfolgreichen Unterdrückung eines konkurrierenden Handlungsimpulses zu tun hat.

Neben der Selbstkontrolle gibt es jedoch noch eine andere Art, Handlungen auszuführen. Diese Art des Handelns nenne ich Selbstregulation. Damit ist eine Art, Handlungen auszuführen, gemeint, bei der das, was man tut, leichtfällt. Wenn Tante Martha zum Pfingstkarpfen einlädt, können wir das mit Selbstregulation regeln, falls wir Tante Martha gern haben, ihr Karpfen toll schmeckt und wir an Pfingsten sowieso nichts anderes vorhaben. Wenn Tante Martha jedoch ein stachliges Kinn hat, ihr Karpfen ein modriger Graus ist und wir über Pfingsten eigentlich auf Fuerteventura relaxen wollten, dann muss die Selbstkontrolle her, um Pfingsten bei Tante Martha zu verbringen.

Im Alltagsverständnis tritt Willenskraft dann auf, wenn man gegen die Vorstellung von angenehmen Pfingsten handelt. Wenn man sowieso das tut, was man gerne tut, dann benötigt man keine Willenskraft, denn dann regeln sich die Dinge ja von selbst, so die landläufige Meinung. Man kann die Sache mit der Willenskraft aber auch ganz anders sehen.

Die Willenskraft, die ich meine, hat insgesamt drei Vorteile:
- Sie vermindert Schuldgefühle.
- Sie kommt ohne abstruse innere Instanzen wie Schweinehunde, willensschwaches Fleisch oder böse Geister aus.
- Sie ermöglicht das Gefühl der Urheberschaft.

Menschen, die mit dieser Vorstellung von Willenskraft arbeiten, erleben sich selbst als Urheber und Urheberin ihrer eigenen Handlungen, haben ein klares Konzept davon, wie ihre Handlungen zustande kommen, und können planen, welche Maßnahmen zu ergreifen sind, um ihre Handlungen mit ihren Wünschen zu koordinieren.

Wie sieht diese alternative Definition aus, und wie kann ich die alternative Art von Willenskraft selbst erzeugen? Wie wir bisher gesehen haben, gibt es zwei Möglichkeiten, Handlung hervorzurufen: eine, die mit Kontrolle und Zwang zu tun hat, und eine einfache, selbstregulierte. Mit der landläufigen Vorstellung von Willenskraft bleibt Ihnen nur die Selbstkontrolle übrig, wenn in Ihnen mehrere Handlungsimpulse gleichzeitig auftauchen. Es gibt jedoch auch eine andere Möglichkeit, mit konkurrierenden Handlungsimpulsen umzugehen. Diese Möglichkeit besteht darin, die innere Konfliktsituation so zu lösen, dass sie in eine Handlung mündet, die auf einfache und angenehme Art – also mit Selbstregulation – ausgeführt werden kann.

Willenskraft wäre nach dieser Definition dann gegeben, wenn es mir gelingt, die Vielfalt meiner Handlungsimpulse so zu koordinieren, dass ich, ohne Zwang auf mich oder psychische Teile meiner selbst auszuüben, in der Lage bin, die Handlung auszuführen, die ich mir vorgenommen habe. Diese Form der Willenskraft nenne ich die selbstregulierende Willenskraft. Sie versetzt Menschen in die Lage, Höchstleistungen zu erbringen, die durchaus auch mit Verzicht, Disziplin und mit Anstrengung zu tun haben. Die benötigte Mühsal wird aber immer auf einer psychologischen Basis erbracht, bei der die Menschen sich im Einklang mit sich selbst fühlen. Selbstregulierende Willenskraft hat also wenig mit Zwang und Überwindung zu tun, sondern viel mehr mit Treue zu sich selbst, mit Gefühl für den eigenen inneren Kern und der Fähigkeit, authentisch und frei zu handeln. Sie ist die psychologische Basis vom Ich-Gewicht. Ein Mensch, der mit selbstregulierender Willenskraft am Ich-Gewicht arbeitet, stellt möglicherweise genauso einige Angewohnheiten um wie jemand, der mit Selbstkontrolle vorgeht. Unter Umständen gleichen sich die ausgeführten Handlungen in beiden Fällen sogar stark. Der Unterschied zwischen den beiden Vorgehensweisen findet sich in der psychischen Verfassung. Selbstregulierende Willenskraft erzeugt ein generelles Gefühl des Wohlbefindens und der Freiheit. Selbstkontrolle kann das nicht.

Das hört sich paradiesisch an? Zu schön, um wahr zu sein? So einfach kann es doch nicht gehen? Schön und ziemlich angenehm ist diese Lösung in der Tat. Einfach herzustellen – das sage ich ausdrücklich gleich zu Beginn – ist sie keineswegs. Die Lösung, Willenskraft dadurch zu erzeugen, dass man verschiedene Handlungsimpulse so in Übereinstimmung bringt, dass Handlung mit Selbstregulation über die Bühne geht, erfordert einiges an Wissen über den Aufbau des psychischen Systems und einiges an Synchronisierungsarbeit. Wenn man sich dieses Wissen aneignet, winkt allerdings reicher Lohn.

Zunächst muss die Frage geklärt werden, wie es überhaupt

so weit kommen kann, dass wir konkurrierende Handlungsimpulse verspüren. Hierzu müssen wir uns anschauen, über
welche innerpsychischen Vorrichtungen wir verfügen, um
Handlung zu planen und auszuführen.

Die Bastelstube im Gehirn

Zum Verständnis dieser Thematik brauchen wir eine Vorstellung davon, wie sich das menschliche Gehirn im Laufe
der Evolution herausgebildet hat. Das Gehirn ist keine ge-
plante Apparatur, wie sie in den Ingenieurwissenschaften
konsequent und systematisch entwickelt wird. Wenn Sie einer Gruppe von Ingenieurinnen und Ingenieuren den Auf-
trag geben, die beste Kaffeemaschine aller Zeiten zu entwickeln, dann wird sich ein Team zusammensetzen und eine
Lösung entwickeln, die systematisch aufgebaut ist. Die Evolution geht anders vor. Ich habe hierzu in einem Buch des
Nobelpreisträgers Kandel ein illustratives Zitat gefunden.

Im Gegensatz zum Ingenieur schafft die Evolution nichts,
was komplett neu wäre. Sie bedient sich des bereits
Vorhandenen, indem sie ein System entweder so umwandelt,
dass es eine neue Funktion erhält, oder mehrere Systeme
so kombiniert, dass ein komplexes System entsteht. Wenn
wir einen Vergleich ziehen wollen, haben wir es hier nicht
mit Ingenieursarbeit, sondern mit einer Bastelei oder
mit Flickwerk zu tun, *bricolage* sagen wir in Frankreich.

(Jacob, zit. n. Kandel, 2006, S. 259)

Wir haben also kein Meisterwerk der Ingenieurskunst zur Verfügung, sondern eher ein Meisterwerk der Improvisation, etwas, das an die African Queen aus dem Film mit Humphrey Bogart und Katherine Hepburn erinnert. Ein Vehikel, das viele zusammengeflickte Geheimnisse birgt und das nur einer richtig steuern kann: der Besitzer oder die Besitzerin selbst.

Auf der African Queen zu fahren funktioniert nicht so wie auf einem Luxusdampfer. Mal muss man gegen den Kessel treten, mal muss man Gin über ein Ventil gießen. Bei Regen muss man eine Plane über dem Feuer aufspannen, und es kann auch sein, dass man ein neues Blatt für die Schiffsschraube selbst zurechthämmern muss. Immer gibt es etwas zu tun, immer muss man aufmerksam sein und sich um die Macken der alten Lady kümmern. Sie lohnt die Mühen, indem sie redlich ihre Arbeit tut. Auch wenn Sie lieber einen Luxusdampfer mit modernster Bordelektronik hätten – das Jammern nützt nichts. Was Ihr Gehirn anbelangt, sind Sie auf der African Queen unterwegs. Und wie Sie wissen, haben Humphrey Bogart und Katherine Hepburn mit der African Queen ein topmodernes Schlachtschiff erfolgreich versenkt. Will sagen: Wer gelernt hat, sein Gehirn richtig zu benutzen, ist zu sehr viel mehr in der Lage, als man sich auf Anhieb träumen lässt.

Was hat die African Queen mit Willenskraft zu tun? Die biologisch-evolutionär gebastelten Voraussetzungen, die alle Menschen mitbringen, haben Konsequenzen für die Planung und Durchführung von Handlungen. Es kann tröstlich sein, sich diesen Umstand ab und zu in Erinnerung zu rufen, wenn wieder einmal alle guten Vorsätze gescheitert und sämtliche pädagogischen Interventionen ins Leere gelaufen sind. Dann muss man eben schauen, an welcher Stelle der Bastelstube ein Isolierband angebracht werden muss und wo man noch mal eine Schweißnaht neu setzt. Hierzu betrachten wir jetzt die Systeme des Gehirns genauer, die an der Handlungssteuerung und an der Organisation von konkurrierenden Handlungsimpulsen wesentlich beteiligt sind.

Die evolutionäre Bastelstube hat uns eine doppelte Hinterlassenschaft vermacht, das heißt zwei Systeme, mit denen Handlungen hervorgebracht werden können. Das wäre ja an und für sich nichts Schlechtes, denn auch viele Maschinen verfügen über zwei Systeme, die den Motor in Betrieb halten. Dies hat man für Notfälle vorgesehen, damit ein System einspringen kann, wenn das andere ausfällt. In Krankenhäusern arbeitet man zum Beispiel mit solchen »Fall-back«-Sicherungen. Im Keller stehen die Notstromaggregate, die bei einem Stromausfall dafür sorgen, dass eine Notbeleuchtung brennt und dass die Herz-Lungen-Maschinen weiter funktionieren. Diese Art von Absicherung, die von den Ingenieurwissenschaften entwickelt wurde, hat die Eigenschaft, dass die Systeme aufeinander abgestimmt sind. Das eine kann die Funktionen des anderen weitgehend deckungsgleich ersetzen.

Die evolutionäre Bastelei im Gehirn hat zwar auch ein Doppel-System zur Handlungssteuerung hervorgebracht, aber keines, dessen Funktionsweisen ideal zueinanderpassen. Die beiden Systeme arbeiten nach verschiedenen Prinzipien, und das gleich in mehrfacher Hinsicht. Weil dies der Fall ist, kann es vorkommen, dass das eine System »Hü« sagt und das andere »Hott«. Und dann beginnt die Synchronisierungsarbeit. Wir wollen uns im Folgenden die Unterschiede zwischen den beiden Systemen im Detail anschauen.

2. Kapitel

Von Topflappen und purzelnden Pfunden:
Das adaptive Unbewusste und der bewusste Verstand

In diesem Kapitel geht es noch nicht um Abnehmen, Fitness und Schönheit, sondern um Nervenzellen, Lernen und die Wirkung von Sprache. Auch wenn das auf den ersten Blick etwas trocken wirkt – sobald es dann an die Umsetzung geht, wird sich das Wissen darüber, wie selbstregulierende Willenskraft entsteht, als überaus nützlich erweisen!

Die Frage, ob es tatsächlich so etwas wie ein Unbewusstes in der menschlichen Psyche gibt, war an den Universitäten lange Zeit umstritten. Psychoanalytische Theorien wurden nur unter größten Vorbehalten zum Gegenstand wissenschaftlicher Überlegungen. Diese Skepsis hatte ihren Grund darin, dass man nicht so richtig wusste, wie man dieses geheimnisvolle Unbewuste messen sollte. Fragen konnte man die Leute nicht, denn das Unbewusste ist ja – wie der Name schon sagt – unbewusst und kann darum auch nicht so einfach in einem Fragebogen erforscht werden. Die universitäre Zurückhaltung hat sich im Lauf der letzten Jahre jedoch erfreulicherweise zu einer kreativen Neugier gewandelt. Die Erforschung des Unbewussten ist zu einem der interessantesten und vielversprechendsten Themengebiete im Bereich der Psychologie geworden. Dies liegt daran, dass die Hirnforschung neue Methoden entwickelt hat, um dem Gehirn bei seiner Arbeit zuzuschauen. Diese Methoden ermöglichen es, unbewusste Vorgänge wissenschaftlich präzise zu beobachten[2].

Der Mensch verfügt über zwei Systeme, die Handlung hervorbringen können. Das eine System ist an das Bewusstsein gekoppelt, es arbeitet mit Sprache und Logik. Das andere System arbeitet ohne Kenntnisnahme des Bewusstseins, also unbewusst. Das unbewusste System ist nicht auf die objektiven, für alle Menschen gleichermaßen gültigen Gesetze der Logik aufgebaut, sondern auf Assoziationen, Erinnerungen und Ähnlichkeiten. Außerdem werden dort auch Ereignisse miteinander verbunden, die in unmittelbarer zeitlicher Nähe zueinander auftauchen, das heißt, wenn sie im Abstand von wenigen Sekunden stattfinden. Wenn Tante Martha ihre Lippen spitzt und kurz darauf ihr stachliges Kinn die Wange kratzt, verschmilzt das Auftauchen von Tante Martha und die Erinnerung an Stacheln im Gesicht zu einer Einheit in der Erinnerung. So entsteht im Laufe der Zeit ein höchstpersönlicher Speicher von Erfahrungen, der bei jedem Menschen einzigartig ist. Dieses System macht sich auch nicht über Sprache und gut durchdachte Argumente bemerkbar, sondern über diffuse Gefühle, die als Körperempfindung, als Emotion oder als eine Mischung aus beidem wahrgenommen werden können. Man hat dann das berühmte mulmige Gefühl im Bauch, kann aber nicht richtig angeben, woher es eigentlich kommt[3].

Voilà! Hier haben wir mit wenigen Worten das Hauptproblem der evolutionären Bastelstube umrissen. Es gibt also diese zwei Systeme zur Erzeugung von Handlung, die im Gehirn an unterschiedlichen Orten angesiedelt sind, die aus verschiedenen Bausteinen bestehen, die verschiedenen Gesetzmäßigkeiten gehorchen, die sich unterschiedlich im Bewusstsein bemerkbar machen und die das Leben nach unterschiedlichen Kriterien beurteilen. Prachtvoll, aber nicht unkompliziert. Und mit diesem inneren Hickhack soll ein Mensch seine Handlungen sinnvoll und planmäßig auf die Reihe kriegen. Sie ahnen schon, dass man einiges wissen muss, um bei diesem Vorhaben wirklich gute Erfolge zu erzielen. Man geht heutzutage davon aus, dass diese beiden Systeme nicht konsekutiv, also nacheinander arbeiten, sondern parallel. Das heißt, es ist nicht so, dass das eine System schweigt und friedlich wartet, bis das andere System seine Arbeit beendet hat, und sich dann wieder zuschaltet. Beide Systeme können gleichzeitig aktiv sein, beide Systeme können ihren Kommentar dazu abgeben, was gerade abläuft, und beide Systeme konkurrieren darum, die Herrschaft über die Handlungen des Menschen zu gewinnen, in dem sie beheimatet sind. Die Vorstellung von Dauerclinch kommt Ihrem Innenleben zunächst also näher als eine Vorstellung von innerer Harmonie und Frieden. Wenn Sie bei sich schon festgestellt haben, dass in Ihrem Inneren gewisse Unvereinbarkeiten bestehen, dann sind Sie der absolute Normalfall und eben gerade kein Paradebeispiel für extreme Willensschwäche. Das ist doch für den Anfang schon einmal beruhigend.

Grundsätzlich arbeiten beide Systeme also parallel. Es gibt jedoch eine wichtige Asymmetrie, die die Ursache für viele Fälle von scheinbarer Willensschwäche darstellt. Das unbewusste System ist dauernd im Einsatz, das bewusste ist manchmal ausgeschaltet. Alle Informationen, die über die Wahrnehmungskanäle ankommen, werden zuerst im unbewussten System verarbeitet. Ob diese Informationen dann auch noch ins bewusste System gelangen, hängt von der momentan verfügbaren Aufmerksamkeit ab, von der Intensität der Informationen und davon, ob sie vom unbewussten System als neu und/oder wichtig eingestuft werden. Das heißt: Im Notfall, unter Stress und Druck oder bei verringerter Aufmerksamkeit hat das unbewusste System den Vorrang.

Im Folgenden werde ich das unbewusste System als das adaptive Unbewusste bezeichnen. Das bewusste System nenne ich den bewussten Verstand. Adaptiv nenne ich das Unbewusste, weil ich einem sinnvollen Vorschlag des amerikanischen Psychologen Timothy Wilson (2007) folge, der anregt, dem »modernen Unbewussten«, dessen Arbeitsweise in vielerlei Hinsicht wissenschaftlich ziemlich präzise erforscht ist, einen anderen Namen zu geben als dem »traditionellen« Unbewussten, so wie es von der Psychoanalyse beschrieben wurde. Das Adjektiv »adaptiv« schlägt Wilson vor, um deutlich zu machen, dass das Unbewusste zur ständigen Anpassung an sich verändernde Umwelten in der Lage ist. Es ist niemals fertig, sondern befindet sich in einem immerwährenden Anpassungs- und Lernprozess.

Was die beiden Systeme leisten können

Adaptives Unbewusstes und bewusster Verstand unterscheiden sich beträchtlich hinsichtlich ihrer Verarbeitungskapazität. Adaptives Unbewusstes und bewusster Verstand verhalten sich bezüglich ihrer Kapazität zueinander wie ein Computer mit sehr viel Arbeitsspeicher zu einem mit sehr wenig Arbeitsspeicher. Das adaptive Unbewusste hat eine riesige Kapazität, der bewusste Verstand nur eine sehr kleine. Es gibt aber noch weitere Unterschiede. Das adaptive Unbewusste arbeitet sehr schnell, im Bereich von Millisekunden, und ist sehr robust in der Ausführung von Verhalten. Es funktioniert auch unter suboptimalen Bedingungen, wie ein zuverlässiger Brauereigaul, der sich ohne Zögern in Bewegung setzt und dann seine Route abtrottet, ohne links und rechts zu schauen. Der bewusste Verstand ist dagegen eher ein hochgezüchtetes, nervöses Rennpferd. Hier muss alles stimmen, damit er optimal arbeiten kann. Die Erregung darf nicht zu hoch und nicht zu niedrig sein, er darf nicht durch andere aufdringliche Reize abgelenkt werden, und alle Basisbedürfnisse wie Hunger, Durst, Schlaf, das Bedürfnis nach Liebe oder Sex müssen erfüllt sein, damit der bewusste Verstand optimal arbeiten kann. Wenn er tätig ist, ist der Verstand zu einer hohen Flexibilität in der Lage. Er kann Gedanken unterbrechen, neue Dinge denken, Zukunftsszenarien ausmalen, neue Informationen in die Berechnungen mit einbeziehen, Argumente abwägen und viele andere tolle Dinge. Während das Rennpferd Verstand sich tänzelnd auf internationale Wettkampfplätze begibt, trottet derweil der Ackergaul des adaptiven Unbewussten zuverlässig seiner Wege und hält die alten Routinen ein. Und wenn der Verstand mal wieder seinen Geist aufgibt, weil der Jockey ein Pfündchen zu viel wiegt, die Sonne einen Tick zu heiß scheint oder weil das Pferd in der Nachbarbox zu laut atmet, zieht der Brauereigaul zuverlässig den schweren Karren, der da heißt: dem Organismus das Überleben ermöglichen.

Wie die beiden Systeme gebaut sind

Die Bauweise beider Systeme beruht in neurobiologischer Hinsicht auf der Verbindung von Nervenzellen zu neuronalen Netzen. Wie hat man sich ein neuronales Netz vorzustellen? Nervenzellen stehen untereinander in Verbindung. Sie übergeben ihre Informationen an dafür vorgesehenen Kontaktstellen, den Synapsen. Diese Verbindungen sind jedoch nicht für die Ewigkeit gebaut, sondern können sich verändern, und zwar in Abhängigkeit von ihrer Benutzung. Bei Nervenverbindungen, die häufig benutzt werden, nimmt die Verbindungsstärke der Synapsen zu, bei Nervenverbindungen, die wenig benutzt werden, nimmt die Verbindungsstärke ab. Auf diese Art knüpfen sich Netze, genau so, wie wenn man einen Topflappen häkelt. Im Unterschied zum Topflappen sind neuronale Netze jedoch änderungsbereit. Diese Änderungsbereitschaft – das Fachwort hierfür heißt »neuronale Plastizität« – ermöglicht es, dass das Gehirn sich flexibel an eine Umwelt, die sich verändert, anpassen kann. In der Alltagssprache wird der Aufbau und der Abbau von neuronalen Netzen mit den Begriffen Lernen und Vergessen bezeichnet. Dem Gehirn ist es völlig egal, ob es spanische Vokabeln lernt, Snowboarden übt oder sich über die Zubereitung einer bayrischen Crème informiert. Alles, was gelernt wird, wird in Form von neuronalen Netzen gespeichert, und wenn etwas wieder vergessen wird, ist die biologische Basis dieses Vorgangs die Schwächung der Nervenverbindungen im Gehirn. Die Abbildung des Hirnforschers Gerald Hüther (2006) zeigt, wie man sich die Entstehung eines neuronalen Netzes vorstellen kann. Durch häufige Benutzung wird eine bestimmte Verbindung zwischen Nervenzellen immer besser gebahnt, es bildet sich eine Nervenstraße heraus. Wenn diese Nervenstraße nicht mehr benutzt wird, bildet sie sich allmählich wieder zurück, genauso wie ein Muskel in Gips, der über Wochen hinweg nicht benutzt wurde.

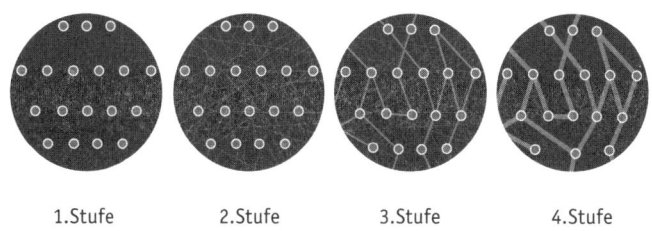

| 1.Stufe | 2.Stufe | 3.Stufe | 4.Stufe |

Die Entstehung neuronaler Netze

Beide Systeme beruhen also auf derselben biologischen Grundlage, was das Speichern von Inhalten angeht. Lernen und Vergessen geschieht durch Erhöhung bzw. Verminderung der Verbindungsstärke zwischen Synapsen. Was unterscheidet die beiden Systeme dann? Woher beziehen sie ihre verschiedenen Eigenschaften?

Was die beiden Systeme unterscheidet, ist nicht die Art und Weise, wie die neuronalen Netze geknüpft werden. Der Unterschied zwischen adaptivem Unbewussten und bewusstem Verstand besteht darin, nach welchem Prinzip die neuronalen Netzwerke gebildet werden. Ich möchte diesen Unterschied wieder am Beispiel des Topflappens verdeutlichen. Wer einen Topflappen häkelt, verwendet immer eine Technik des Verschlingens eines Fadens. Diese grundlegende Technik der Verschlingung eines Fadens entspricht der biologischen Technik, die das Gehirn zur Verfügung hat, um Inhalte aller Art zu speichern – die Erzeugung von neuronalen Netzen. Außerdem verwendet man, um einen Topflappen zu häkeln, in der Regel Garn als Material, das Gehirn benutzt organisches Nervenmaterial. Welches Muster man jedoch für den Topflappen wählt, kann sehr unterschiedlich ausfallen, je nachdem,wozu der Topflappen dienen soll. Soll er farblich zur Küche passen und dekorativ sein oder soll er möglichst praktisch und robust sein? Es resultiert aus dem Vorgang des Häkelns immer ein Topflappen – so, wie aus dem Vorgang des Lernens immer ein neuronales Netz resultiert. Zwei Topflappen können aber nach einem unterschiedlichen Prinzip gestaltet worden sein, darum unterschiedlich aussehen und als Folge auch unterschiedliche Funktionen erfüllen. Einmal dienen sie als fein gehäkeltes Zierläppchen dem Küchenschmuck, einmal stehen sie als robuste Greifhilfe in der Großküche zur Verfügung. Dasselbe gilt für die neuronalen Netze des adaptiven Unbewussten und die des bewussten Verstandes. Sie sind nach unterschiedlichen Prinzipien aufgebaut. Sie speichern unterschiedliche Komponenten von Erfahrungen und sind mit verschiedenen Inhalten gefüllt.

Die Inhalte der beiden Systeme

Das adaptive Unbewusste speichert den Anteil einer Erfahrung, der sich direkt aus den sinnlichen Wahrnehmungen ergibt, die mit dieser Erfahrung einhergehen. Der bewusste Verstand befasst sich mit der Bedeutung, die sich aus der Wahrnehmung abstrahieren lässt. Das adaptive Unbewusste steht direkt mittendrin im prallen Leben, während der bewusste Verstand auf Distanz im Studierstübchen sitzt und von dort aus beobachtet.

Im Lehrbuch der kognitiven Psychologie von John Anderson findet sich eine gelungene Beschreibung, die den Unterschied zwischen dem bewussten Verstand und dem adaptiven Unbewussten veranschaulicht:

Anstatt uns beispielsweise nur daran zu erinnern, dass wir von einem vierbeinigen, pelzigen Objekt abgeleckt wurden, das um die 50 Pfund wog und einen wedelnden Schwanz hatte, erinnern wir uns daran, dass wir von einem Hund abgeleckt wurden. Welchen Vorteil erlangt das kognitive System (der Verstand, Anm. MS), indem es das

Objekt als Hund kategorisiert? Grundsätzlich erlangen wir dadurch die Fähigkeit, Dinge vorherzusagen. So können wir Erwartungen haben über das Geräusch, das die Kreatur machen könnte, und was passieren würde, wenn wir einen Ball werfen – sie könnte ihm hinterherlaufen und aufhören, uns abzulecken. Aufgrund dieser Fähigkeit zur Vorhersage ermöglichen uns solche Kategorien große Einsparungen bei der Repräsentation und Kommunikation. Beispielsweise können wir jemandem erzählen: »Ich wurde von einem Hund abgeleckt«, und die Person kann die Anzahl der Beine des Tieres vorhersagen, die ungefähre Größe schätzen usw.

(Anderson, 2001, S. 147)

Der Inhalt der Wahrnehmungsebene besteht in einem neuronalen Netz, das assoziativ alles miteinander koppelt, was zeitgleich wahrgenommen wird – die Wahrnehmung von Pelz, vier Beinen, wedelndem Schwanz und leckender Zunge. Der Inhalt der Bedeutungsebene besteht aus dem Konzept und dem dazu passenden Wort: HUND.

Hat der Unterschied zwischen Wahrnehmungsebene und Bedeutungsebene irgendwelche Konsequenzen für die Gewichts- und Fitnessthematik? Oh ja, das hat er! Die Konsequenzen sind sogar beträchtlich. Denn adaptives Unbewusstes und bewusster Verstand reagieren unter Umständen völlig unterschiedlich auf einen Vorsatz, den man bildet, um eine entsprechende Handlung auszuführen. Während der bewusste Verstand die abstrakte Bedeutung des Vorsatzes bearbeitet, sucht das adaptive Unbewusste nach konkreten Sinneserfahrungen, Erinnerungen und Assoziationen, die sich zum Vorsatz oder zu einzelnen Worten, aus denen der Vorsatz besteht, auftreiben lassen. Man ahnt es schon: Weil beide Systeme mit völlig unterschiedlichen Tätigkeiten beschäftigt sind, bringt das spürbare Konsequenzen für den Koordinationsbedarf mit sich[4]. Welche das sind, das zeige ich anhand einiger Beispiele.

Nehmen wir das Wort GEWICHTSVERLUST. Für den bewussten Verstand einer Person, die abnehmen will, bedeutet dieses Wort etwas Erstrebenswertes. Für das adaptive Unbewusste kann dieses Wort Erinnerungen an Erfahrungen auslösen, die alles andere als erstrebenswert sind. Für viele Menschen, die ihr Gewicht reduzieren wollen, ruft das Wort GEWICHTSVERLUST die Assoziation von Hunger und Verhungern hervor. Eine 37-jährige Lehrerin, die schon viele Jahre diverse Diäten begonnen, beendet und wieder begonnen hat, berichtet, sie habe eigentlich immer unter Alpträumen gelitten, die mit Verhungern zu tun hatten, wenn sie eine Diät gemacht habe. Als Folge dieser Träume hat sie sich selbst das Versprechen gegeben, nie wieder zu hungern. Das adaptive Unbewusste liegt mit seiner Ansicht, dass Gewichtsverlust auch mit Verhungern zu tun haben kann, völlig richtig. Ein 66-jähriger Taxifahrer mit einem ausgeprägten Herrenbauch braucht für diese Erkenntnis keine besonderen Traumbotschaften seines Unbewussten, denn er sagt klipp und klar: »Ich habe den Krieg noch miterlebt, und ich weiß, was Hungern heißt. Ich habe mir geschworen, mich immer satt zu essen. Abnehmen interessiert mich nicht.« Die Lehrerin und der Taxifahrer haben ihre Konsequenzen gezogen. Viele Menschen manövrieren sich jedoch durch ihr Essverhalten tatsächlich in eine Verhungerungssituation hinein, die ihrer Gesundheit abträglich ist. Wohlgemerkt! Ich spreche hier nicht von dem klinischen Bereich der Ess-Störungen, ich spreche von dem Essverhalten, das psychisch völlig gesunde Menschen an den Tag legen, die einfach nur ein paar Kilos loswerden wollen.

Ein lustiges Bild hatte eine Bankangestellte bei der Formulierung DIE PFUNDE PURZELN. Sie sah kleine Fleischbrocken aus ihrem Po und aus den Oberschenkeln zu Boden fallen. Die Vorstellung war ihr aber alles andere als angenehm. Als sie darüber nachdachte, wieso ihr adaptives Unbewusstes solche Assoziationen aufrief, kam sie auf die Idee, dass ihr Po und ihre Oberschenkel eine Art Notvorrat für schlechte Zeiten seien, den sie auf keinen Fall so einfach hergeben konnte. »Meine Mutter ist im Winter 1944 aus Schlesien geflüchtet und hat sich über Wochen hinweg nur von gefrorenen Kartoffeln ernährt. Wenn sie nicht solche Gene gehabt hätte, dass sie auch noch die kleinste Nahrungsmenge optimal verwerten konnte, gäbe es mich heute gar nicht, dann wäre sie nämlich damals gestorben.« Pfunde sind dazu da, um mit ihnen zu wuchern, sie sind wertvoll. Sie sind nicht dazu da, um sie wegzuwerfen, so die Ansicht des adaptiven Unbewussten in diesem Fall.

In meinen Seminaren lasse ich die Kommentare des adaptiven Unbewussten (die Wahrnehmungsebene) zu bestimmten Worten, die aus der Sicht des Verstandes (auf der Bedeutungsebene) eigentlich alle ganz prima sind, gerne in der Gruppe erarbeiten. In einem Seminar zum Thema »Leadership and Health« wollen alle Teilnehmenden mehr Sport treiben. SPORT ist von der Bedeutungsebene her ein gutes Wort, weil SPORT gesund erhält und einem hilft, fit zu bleiben. Was für Assoziationen hält das adaptive Unbewusste zu diesem Thema bereit? Bei mir selbst tauchen Erinnerungen an einen Sportplatz mit rotem Sand auf, an brütende Hitze, an die alljährlich wiederkehrende Demütigung beim Weitwurf (wobei, was meine Person betrifft, der Begriff »Kurzwurf« der treffendere wäre). Allesamt Erinnerungen, die nicht an gute Gefühle gekoppelt sind. Der Kommentar meines adaptiven Unbewussten zum Wort SPORT ist ein kategorisches »Njet«. Machen Sie den Versuch einmal für sich selbst und mit Ihren Bekannten. Es ist erstaunlich, bei wie vielen Menschen unangenehme Assoziationen beim Wort SPORT auftauchen. Wenn das bei Ihnen auch der Fall sein sollte, dann besteht innerpsychischer Koordinationsbedarf. Denn Ihr adaptives Unbewusstes hat keine Lust auf Sport, weil es zu diesem Thema nur unangenehme Erfahrungen in seinem Speicher findet. Und darum könnten Sie SPORT nur im Selbstkontrollmodus durchführen und sich zwingen, ihre 30 Minuten zu laufen. Das halten Sie dann eine Weile durch, und bei der ersten sich bietenden Gelegenheit wird das adaptive Unbewusste wieder das Kommando übernehmen und dafür sorgen, dass Sie von all dem Unangenehmen verschont bleiben.

Ein junger Manager hatte beim Wort FITNESS die Assoziation von Leistungsterror und Anpassungsdruck. Er sagte: »Meine Firma greift sowieso auf mein ganzes Leben zu. Mit dem Blackberry bin ich rund um die Uhr erreichbar, egal, wo ich mich aufhalte. Ich komme mir vor wie mit einer elektronischen Fußfessel. Und jetzt greifen sie auch noch auf meinen Körper zu und zwingen mich, FIT zu sein. Da sträubt sich alles in mir. Ich will meine Freiheit behalten!«

Ein bemerkenswertes Assoziationsmuster findet sich übrigens bei Raucherinnen und Rauchern einer bestimmten Alterklasse, die sich überlegen, ob es vielleicht demnächst angebracht wäre, mit dem Rauchen aufzuhören. Ich spreche von der Generation, die in den 70er- und 80er-Jahren die Jugend erlebt hat – diese Personengruppe ist heute zwischen 45 und 65 Jahre alt. Diese Menschen sind alt genug, um allmählich echte Nachteile des Rauchens deutlich zu bemerken. Die Haut ist schlecht durchblutet, das Atmen fällt schwer beim Treppensteigen, die Beine schmerzen. All dies sind gute Gründe, die auch auf der Wahrnehmungsebene dem adaptiven Unbewussten unmittelbar einleuchten sollten. Trotzdem fehlt es irgendwie an dem letzten Quäntchen Motivation, um die Sucht endlich hinter sich zu lassen. Was findet sich im persönlichen Schatzkästlein der Erinnerungen? Viele prachtvolle Dinge. Rauchen ist dort gekoppelt an Rock 'n' Roll, an Woodstock, an Easy Rider und an wilden, freien Sex. Da, wo geraucht wurde, da war in der Jugend das Abenteuer. Da, wo geraucht wurde, hat man sich aufgelehnt gegen das Establishment, da war man Rebell. Diese Erinnerungen sind mit so starken positiven Gefühlen verbunden, dass es für diese Personengruppe einer Selbstverleugnung gleichkäme, mit dem Rauchen aufzuhören. Wenn Sie jemanden in Ihrem Bekanntenkreis haben, von dem Sie vermuten, dass er zu der oben beschriebenen Kategorie gehört, fragen Sie diese Person mal, welche Assoziationen sie zum Wort NICHTRAUCHER hat. Vermutlich kommen Assoziationen wie »langweilig«, »angepasst«, »vernünftig«, »gehorsam«. Kein Wunder, dass ein wilder Rebell sich nicht in solch einen Käsemann verwandeln will. Wird sich Keith Richards jemals mit dem Trinken von Pfefferminztee begnügen, weil das seiner Leber besser tut? Steigt Henry Fonda von seiner Harley Davidson auf einen VW-Golf um, weil man da besser gegen die Sonne geschützt ist und das Hautkrebsrisiko vermindern kann? Geht Django zu Fuß, weil es die Venen kräftigt? Never.

Wenn Sie diese Art von Argumentation lesen, fallen Ihnen vermutlich etliche Dialoge ein, die Sie mit sich selbst oder mit anderen Menschen schon geführt haben. Auf diese Art von Argumentation folgt normalerweise irgendwann von irgendjemandem der verzweifelte Ausruf: »Aber das ist ja total unlogisch!« Kein Mensch redet von Keith Richards, kein Mensch redet von Pfefferminztee. Und warum ist auf einmal ein VW-Golf im Spiel, wo man doch eigentlich im Gespräch davon ausging, das Rauchen sein zu lassen, weil der Freund bei der letzten Bergwanderung auf dem letzten Loch gepfiffen hat?

Meine Antwort auf den verzweifelten Ausruf lautet ganz lapidar: »Stimmt.« Das adaptive Unbewusste ist in der Tat komplett unlogisch. Warum? Dies liegt an der Art, wie die

Inhalte des adaptiven Unbewussten miteinander verknüpft sind. Sie sind, wie wir schon gesehen haben, verknüpft nach zeitlicher und räumlicher Nähe sowie nach Ähnlichkeit. Von der Erinnerung an ausgeflipptes Tanzen zu »I can get no satisfaction« zu Keith Richards heute ist es für das adaptive Unbewusste nur ein Katzensprung wegen der Ähnlichkeit beider Wahrnehmungen. Wer den Einwand bringt, dass das alles völlig unlogisch sei und überhaupt nichts mit der Tatsache zu tun habe, dass Rauchen die Gefahr drastisch erhöhe, an Lungenkrebs zu sterben, bewegt sich auf der Ebene des bewussten Verstands, denn seine Inhalte sind nach den Gesetzen der Logik verknüpft. Das adaptive Unbewusste ist unlogisch, so ist nun mal die Sachlage. Und was auch immer Sie vom Verstand her als angebracht, gesund, wünschenswert oder notwendig eingesehen haben – wenn dafür Mick Jagger ins Gefängnis muss, dann wird Ihr adaptives Unbewusstes sein Veto einlegen.

Das heißt aber nicht, dass bei Themen wie Abnehmen, Fitness und Rauchen alles beim Alten bleiben muss. Dazu kommen wir noch.

In der Übersichtstabelle finden Sie die Unterschiede der beiden Systeme noch einmal dargestellt, damit Sie eine kurze Verschnaufpause einlegen können. Denn wenn Sie glauben, Sie sind theoretisch schon über den Berg, dann muss ich Sie enttäuschen. Es wird noch ein wenig komplizierter. Eigentlich kann man sich das ja denken, dass die Sachlage so einfach nicht sein kann, denn sonst wären Sie schon längst so fit wie ein Turnschuh, hätten ein Sixpack wie Ronaldinho und Oberarme wie Madonna.

Übersicht

Adaptives Unbewusstes	Bewusster Verstand
dauernd im Einsatz	manchmal im Einsatz
große Verarbeitungskapazität	geringe Verarbeitungskapazität
wenig störanfällig	störanfällig
stabil	flexibel
Wahrnehmungsebene	Bedeutungsebene
Inhalte verbunden nach Ähnlichkeit und/oder Nähe in Raum und Zeit	Inhalte verbunden nach Regeln der Logik

Auf der nächsten Seite finden Sie ein Arbeitsblatt, das Ihnen dabei helfen kann, das, was Sie bisher gelesen haben, auf die Absicht zu beziehen, die Sie am Anfang dieses Buches formuliert haben. Falls Sie bisher noch nichts notiert haben, dann können Sie das jetzt auch noch tun, wenn Sie mögen. Mithilfe von aufeinander aufbauenden Arbeitsblättern werde ich Sie durch einen Prozess führen, der die Synchronisierung von adaptivem Unbewussten und bewusstem Verstand zur Folge hat. Das erste Arbeitsblatt dient dazu, sich die Kommentare des adaptiven Unbewussten zu dem Vorsatz, den Sie aufgeschrieben haben, zu vergegenwärtigen. Schreiben Sie unzensiert alles auf, was Ihnen einfällt, und denken Sie dran: Das adaptive Unbewusste ist weder politisch korrekt noch kümmert es sich um die Regeln der Logik. Es gibt sein Bestes, indem es im Speicher Ihrer persönlichen Erinnerungen stöbert und alles zutage fördert, was ihm aufgrund von Ähnlichkeit oder zeitlicher Verknüpfung irgendwie zu dem Vorsatz zu passen scheint. Sie sollten also keine vorschnelle Zensur ausüben, sondern Ihr Unbewusstes in Ruhe seine Arbeit tun lassen. Lassen Sie sich Zeit, um die Kommentare aus Ihrem Unbewussten zu fischen. Manchmal hilft auch ein Schluck Rotwein dabei, die Verstandeskontrolle zu schwächen und dem adaptiven Unbewussten die lange Leine zu geben. Nicht umsonst hieß es schon im alten Rom »in vino veritas« (im Wein liegt die Wahrheit).

Das Unbewusste kommt zu Wort

Meine Absicht

Ich _____

Kommentare vom adaptiven Unbewussten
(Worte, Bilder, Assoziationen)

_____

_____

_____

_____

_____

_____

_____

_____

3. Kapitel

Von der Quälerei zum Herzenswunsch:
Logische Argumente und somatische Marker

Während Sie die Kommentare Ihres adaptiven Unbewussten zu Ihrem Vorsatz notiert haben, ist Ihnen vermutlich aufgefallen, dass die Einfälle, Bilder, Erinnerungen oder Assoziationen, die an den Vorsatz geknüpft sind, mit Gefühlen einhergehen. Manche der Kommentare sind mit guten Gefühlen verbunden, manche mit negativen und manche mit gemischten. Sie werden außerdem auch noch feststellen können, dass diese Gefühle sich in der Intensität unterscheiden. Es gibt starke, mittlere und schwache Gefühle. Gemischte Gefühle können ohne weiteres aus einem starken positiven Gefühl gemischt mit einer kleinen Prise Negativität bestehen, zum Beispiel bei der Vorstellung, in eine neue, schöne, geräumige Wohnung umzuziehen (starkes gutes Gefühl), die aber zehn Minuten weiter weg vom Bahnhof liegt als die alte (schwaches negatives Gefühl). Genauso gibt es die Mischung von starkem negativen Gefühl mit schwachem positiven Gefühl, wenn man zum Beispiel große Angst vor dem nächsten Perspektivengespräch mit der Chefin hat (starkes negatives Gefühl), aber weiß, dass die Freundin einem die Daumen drückt (schwaches positives Gefühl).

Dies alles mag sich am Anfang etwas verwirrend anhören. Wenn Ihnen ein wenig der Kopf schwirrt, seien Sie beruhigt, das ging mir am Anfang genauso. Aber nach einiger Zeit, wenn Sie sich ein wenig eingedacht haben, fängt das Gefüge menschlicher Gefühle an, zu faszinieren. Und wenn Sie dann allmählich damit beginnen, dieses Gefüge auf sich selbst und Ihre eigene Motivationslage zu übertragen, wird die ganze Sache absolut mitreißend, das verspreche ich.

Die Gefühle, die an die Kommentare des adaptiven Unbewussten gekoppelt auftreten, sind nicht etwa nur lästige Anhängsel Ihrer Gedankengänge. Im Gegenteil: Sie sind extrem wichtig, denn es sind Bewertungen. Über Gefühle signalisiert das adaptive Unbewusste, ob etwas seiner Ansicht nach gut oder schlecht ist. Das ist ja grundsätzlich eine prima Sache. Aber Sie ahnen wahrscheinlich schon, wo der Haken liegt. Dummerweise verfügt der bewusste Verstand ebenfalls über die Fähigkeit, Bewertungen vorzunehmen. Und weil beide Systeme über die Möglichkeit der Bewertung verfügen, können sie in eine Art Dialog treten, wobei sie dann gegenseitig auch ihre Bewertungen bewerten. Das führt unter Umständen zu einem Bewertungstumult, der ganz schnell undurchschaubar wird.

Ich erkläre das an einem Beispiel. Der Vorsatz »Ich will einen BMI von 25 erreichen« löst bei einer Frau als Kommentar des adaptiven Unbewussten das Bild von einer durstenden Pflanze in der Wüste aus. Ein kleines, vertrocknetes, heuartiges Pflänzchen, in einer Verfassung zum Gott-Erbarmen. Ihr Gefühl zu diesem Bild ist eindeutig negativ, und zwar stark negativ. So weit, so gut, eine eindeutige Bewertung des adaptiven Unbewussten. Verdursten und Vertrocknen in der Wüste ist keine gute Sache. Der Verstand jedoch gibt seinerseits blitzschnell auch einen Kommentar, diesmal den Kommentar zum Kommentar des adaptiven Unbewussten. »Was soll der Quatsch mit dem Verdursten? Du weißt genau, dass deine Gelenke dein Übergewicht nicht mehr lange mitmachen, das linke Knie ist jetzt schon hinüber.«

Der junge Mann, dessen adaptives Unbewusstes ihm den Abscheu vor dem FITNESS-Terror mitgeteilt hatte, verzeichnete auch sofort einen Kommentar des Verstandes zum Kommentar des adaptiven Unbewussten: »Stell dich nicht so an! Das sind eben die Anforderungen an Führungskräfte in der heutigen Zeit. Wer das nicht packt, soll doch zur Post arbeiten gehen!«

Prima, das sieht nach schwierigen Konflikten aus. Wie soll man da eine eindeutige Motivationslage hinkriegen? Welche von den beiden Bewertungen gilt denn nun? Wohnt in mir ein Schweinehund? Habe ich eine gespaltene oder gar eine multiple Persönlichkeit? Woher weiß ich, was ich eigentlich wirklich will? Keine Sorge. Das Phänomen der unterschiedlichen Bewertungen ist völlig normal und beruht wieder einmal auf der Bastelstube Gehirn. Denn nicht genug, dass Sie es beim Versuch, selbstregulierende Willenskraft zu erzeugen, mit der Vielfalt an unterschiedlichen Arbeitsweisen zu tun haben, die wir in Kapitel 2 kennengelernt haben. Das adaptive Unbewusste und der bewusste Verstand verfügen außerdem über zwei Bewertungssysteme, die nach unterschiedlichen Kriterien arbeiten. Jedes System arbeitet hinsichtlich seiner spezifischen Kriterien optimal. Alles ist in Ordnung. Wir schauen uns das in Ruhe an.

Die Tabelle, mit der Kapitel 2 beendet wurde, kann an dieser Stelle fortgeführt werden. Zunächst einmal unterscheiden sich die beiden Systeme in ihrem Zeithorizont. Das adaptive Unbewusste bewertet das, was unmittelbar geschieht, der bewusste Verstand kann lange in die Zukunft vorausdenken und Ziele auch unter einer langfristigen Perspektive bewerten.

Adaptives Unbewusstes	Bewusster Verstand
Bewertungs-Zeitraum	
kurzfristige Ziele	langfristige Ziele
lebt im Hier und Jetzt	kann Zukunft bearbeiten

Der unterschiedliche Zeithorizont kann dazu führen, dass eine Situation zu völlig unterschiedlichen Bewertungen Anlass gibt, ohne dass eines der beiden Systeme eindeutig Recht oder Unrecht hat. Ich gebe hierzu ein Beispiel, das zeigt, dass es hier keineswegs um ein trockenes wissenschaftliches Thema geht.

Kürzlich erhielt ich einen verzweifelten Telefonanruf von einer Bekannten, die vier Wochen vor der Hochzeit mit dem Mann, den sie schon acht Jahre kannte, einen neuen Bürokollegen bekommen hatte. Sie war nach kürzester Zeit mit dem Kollegen im Bett gelandet, aber hatte dies zum Glück ihrem Ehegatten in spe noch nicht erzählt. Soll die Hochzeit stattfinden oder nicht?

Das adaptive Unbewusste sagt: »Dieser Mann ist hinreißend und sensationell. Solche Gefühle habe ich schon lange nicht mehr gefühlt.«
Der bewusste Verstand sagt: »Spinnst du eigentlich? Du kannst dir mit Nr. 1 eine Zukunft aufbauen! Ihr habt eine Wohnung zusammen, und wohin willst du mit dem Oleander, wenn du ausziehen musst? Der passt gar nicht mehr durch die Tür!«
A.U.: »Aber als Nr. 2 mich das erste Mal geküßt hat im Fahrstuhl! Seine Muskeln, sein Begehren! Als er mir sein Knie zwischen die Beine geschoben hat und ich den roten Rock anhatte!«
B.V.: »Du bist wirklich komplett durchgeknallt! Jeder weiß, dass eine achtjährige Beziehung nicht dasselbe Prickeln bietet wie eine neue Beziehung. Wegen so eines Hormonschubs wirst du doch jetzt nicht die ganzen Werte aufs Spiel setzen, die du mit Nr.1 gemeinsam hast!«
A.U.: »Werte, Werte. Was kümmern mich Werte. Nr. 1 ist blond und Nr. 2 ist SCHWARZHAARIG und RIECHT SO MÄNNLICH! Er rasiert sich die Brusthaare, das fühlt sich so sinnlich an, und er hat diesen wahnsinnig dominanten Blick...«

B.V.: »Mein Gott, wie bist du nur wieder zur Vernunft zu bringen! Denk an die ganzen Einladungskarten und an deine Mutter, was wird sie sagen, und überhaupt ist das Ganze höchst unmoralisch. Also pass auf: Wir gehen jetzt zur Buchhandlung und besorgen uns das Buch von dieser Neurobiologin, wie heißt sie noch mal, lass mich nachschauen: Aha. *Helen Fisher.* Da haben wir's ja. *Warum wir lieben. Die Natur und Chemie der romantischen Liebe.* Also, dieses Buch besorgen wir uns jetzt, und dann lesen wir in aller Ruhe durch, was gerade mit unserem Hormonhaushalt passiert. Und dann wirst du sehen, Mister Schwarzlocke ist nur eine biochemische Verirrung und dann ist alles klar.«
A.U.: (kichert) ... oh, sorry, hab grad nicht zugehört, Schwarzlocke hat eben ein SMS geschickt, was hast du gesagt?«
B.V.: kollabiert.

Vielleicht wundern Sie sich, warum in diesem Buch so ausführlich über Themen gesprochen wird, die mit Gewichtsreduktion gar nichts zu tun haben. Die Vielfalt der Themen hat damit zu tun, dass selbstregulierende Willenskraft für Handlungen aller Art benötigt wird. Ich möchte Sie davon entlasten, sich ausschließlich mit »Gewicht, Abnehmen, Fitness und Sport« abzukämpfen. In der universitären Forschung zu diesen Themen spielt es keine Rolle, ob es um den Vorsatz geht, beim Seitensprung ein Kondom zu benutzen, um den Vorsatz, den öffentlichen Personennahverkehr statt des PKW zu gebrauchen, zur Darmspiegelung oder zur Mammographie zu gehen, Hausaufgaben pünktlich zu machen oder nach einer Hüftgelenksoperation die unangenehmen Mobilisierungsübungen auszuführen (Gollwitzer et al., 2004). Obwohl natürlich jeder dieser Handlungsvorsätze einige individuelle und situativ bedingte Spezifika mit sich bringt, haben alle diese Vorsatzbildungen und die Wahrscheinlichkeit ihrer Umsetzung ganz bestimmte, genau definierbare Gemeinsamkeiten. Diese Gemeinsamkeiten sind zwar etwas kompliziert, aber nicht undurchschaubar. Und über diese Gemeinsamkeiten berichte ich. Meine Bekannte mit dem Hochzeitsproblem hatte auf eine gewisse Art mit denselben Problemen zu tun wie Sie, wenn Sie die Absicht haben, Gewicht zu reduzieren, und diese Absicht Ihrem adaptiven Unbewussten nicht behagt.

Somatische Marker – die Signale des adaptiven Unbewussten

Nachdem nun deutlich geworden ist, welchen Einfluss das adaptive Unbewusste mit seiner am Hier und Jetzt orientierten Form der Bewertung entfalten kann, ist es von Interesse, sich die Vorgänge, die zu einer solchen Bewertung führen, genauer anzuschauen. Außer im Zeithorizont unterscheiden sich adaptives Unbewusstes und bewusster Verstand nämlich noch hinsichtlich des Bewertungsmaßstabes und hinsichtlich des Mitteilungskanals, der zur Verfügung steht. Zur Übersicht stelle ich die Unterschiede wieder in der bekannten Tabelle dar.

Adaptives Unbewusstes   **Bewusster Verstand**

Bewertungsmaßstab

hedonistisch   logisch

gut für mich/schlecht für mich   richtig/falsch

Mitteilungskanal

diffuse Gefühle   präzise Sprache

(somatische Marker)

Die Bewertung des Verstandes funktioniert nach der Unterscheidung in »wahr« oder »falsch« bzw. »logisch« oder »unlogisch«. Der Verstand arbeitet so, wie auch eine Formel im Mathematikunterricht funktioniert. 2 plus 2 ergibt 4. Basta. Eine andere Möglichkeit gibt es nicht. Wenn jemand behauptet, 2 plus 2 ergäbe 5, ist das aus der Sicht des Verstandes falsch. Wenn man eine Bewertung mit dem bewussten Verstand vornimmt, hat man außerdem Sprache zur Verfügung. Man kann sich ein Argumentarium zusammenstellen, die Argumente an logischen Regeln ausrichten und seine Überlegungen dann in wohlgesetzten Worten der Umgebung mitteilen.

Das adaptive Unbewusste hat keine Sprache zur Verfügung. Es hat jedoch ein überlebenswichtiges Bewertungssystem und ist dringend darauf angewiesen zu kommunizieren. Was macht man, wenn man sich ohne Sprache mitteilen will? Was würden Sie tun, wenn man Sie ohne

Sprachkurs nach Ulan-Ude in Sibirien expedieren würde und Sie sich dort verständlich machen wollten? Sie würden Gesten benutzen, um Dinge mit Handzeichen oder per Pantomime zu beschreiben, oder Sie würden auf Gegenstände zeigen, wenn gerade ein entsprechender Gegenstand zur Hand ist. Mit anderen Worten: Sie benutzen Ihren Körper, um zu sprechen. Wenn ein Blatt Papier und ein Stift zur Hand ist, kann man das, was man mitteilen will, auch aufmalen. Dann verschaffen Sie sich eine Verständigungshilfe über ein Bild. Mehr können Sie nicht tun. Und genauso arbeitet das adaptive Unbewusste auch. Es arbeitet mit Ihrem Körper, platziert dort seine Signale, und manchmal schickt es auch Bilder, zum Beispiel dann, wenn Sie träumen.

Die Körpersignale, mit denen das adaptive Unbewusste arbeitet, sind wissenschaftlich inzwischen gut erforscht. Der amerikanische Hirnforscher Antonio Damasio hat hierfür 1994 den Begriff »somatische Marker« (abgeleitet vom griechischen Wort für Körper, soma) in die wissenschaftliche Literatur eingeführt, ich habe dazu ein Einführungsbuch aus psychologischer Sicht geschrieben (Storch, 2002). Somatische Marker beruhen auf einem speziellen Gedächtnissystem, mit dem das adaptive Unbewusste arbeiten kann: dem emotionalen Erfahrungsgedächtnis[5].

Das emotionale Erfahrungsgedächtnis ist evolutionär gesehen lange vor der Ausbildung jener Gehirnstrukturen entstanden, die wir Verstand nennen. Über solch einen Gedächtnistyp verfügen Tiere genauso wie Menschen. Die Bereiche des Gehirns, die für das emotionale Erfahrungsgedächtnis zuständig sind, beginnen bereits vor der Geburt zu arbeiten. Dort wird alles gespeichert, was dem Organismus widerfährt. Dieses Wissen wird aber nicht in Form von Sprache gespeichert, denn die Bereiche des Gehirns, die das sprachlich verfügbare Faktenwissen speichern, entwickeln sich erst nach dem zweiten Lebensjahr. Im emotionalen Erfahrungsgedächtnis wird das Wissen in Form von Gefühlen und Körperempfindungen gespeichert. Mittels eines Signalsystems, das über Veränderungen des Körperzustandes und über Emotionen arbeitet, kann ein Organismus aus Erfahrungen lernen und das Gelernte blitzschnell abrufen, wenn er sich in vergleichbaren Situationen wiederfindet. Auf diese Weise kann er Erfahrungen nutzen und angenehme Erlebnisse wiederholen, unangenehme Erlebnisse vermeiden. Es beinhaltet eine umfassende Sammlung unserer gesamten Lebenserfahrung und ist daher ein Wissensspeicher von unschätzbarer Qualität.

Wie arbeitet dieser Mechanismus? Steht eine Entscheidung an, erzeugt das Gehirn Bilder von möglichen Zukunftsszenarien, die wie innere Mini-Filme ablaufen. Diese inneren Filme entstehen fast gleichzeitig. All dies geschieht, ohne dass uns davon etwas zu Bewusstsein gelangen muss. Die inneren Filme werden nun verglichen mit ähnlichen Situationen aus dem gesamten Pool an Erfahrungen, die ein Mensch in seinem emotionalen Erfahrungsgedächtnis angesammelt hat. Wenn eine vergleichbare Situation gefunden wurde, löst dies automatisch eine damit verbundene Bewertung aus. Diese Bewertung erfolgt jedoch nicht über den Verstand, sondern sie erfolgt biologisch. Die vorgestellten Szenarien rufen Körpersignale hervor, ebendie somatischen Marker. Das Bewertungssystem des adaptiven Unbewussten arbeitet pausenlos, so wie ein Computer, der dauernd online ist, und es kommentiert Ihren gesamten Tagesablauf.

Das adaptive Unbewusste schickt seine Bewertung innerhalb von 200 Millisekunden, ohne Zutun des Bewusstseins, in jeder Lebenslage, auch bei Erschöpfung. Der Nachteil: Diese Bewertungen tauchen nicht als präzise formulierte Argumente im Bewusstsein auf, sondern als eher diffuse Signale. Schauen wir uns diese Signale genauer an. Das lohnt sich nämlich, denn Sie werden sich mit Ihren eigenen somatischen Markern noch intensiv beschäftigen. An der Universität Zürich arbeiten wir seit vielen Jahren praxisorientiert mit somatischen Markern und setzen diese Signale des Unbewussten zur Förderung der Selbststeuerungskompetenzen ein. Das kann man deswegen tun, weil somatische Marker es ermöglichen, Entscheidungen zu treffen, die im Einklang mit dem gesamten unbewussten Erfahrungsschatz stehen. Und genau das brauchen wir, wenn wir Willenskraft auf die »gute«, die selbstregulierende Art erzeugen wollen, die ja das Thema dieses Buches ist.

Vor Damasios Überlegungen ging man davon aus, dass gute Entscheidungen, Planungen und ausgereifte Handlungen auf Vorgängen basieren, die man in der Alltagssprache mit den Begriffen »Verstand«, »Intellekt« oder »Denken« bezeichnet. Gefühlen oder Körperempfindungen, wie sie zum Beispiel in Worten wie »Bauchgefühl« oder »Herzenswunsch« auftauchen, wurde bei diesen Vorgängen bestenfalls eine Rolle als Störenfried zugebilligt. Dieser Sachverhalt zeigt sich in Bemerkungen wie: »Sei doch vernünftig!«

oder »Jetzt benutze endlich deinen Verstand!« oder »Versuch doch mal, klar zu denken!« Nach der herkömmlichen Vorstellung kann ein Mensch nur dann gut entscheiden, planen und handeln, wenn er versteht, seine Gefühle unter Kontrolle zu halten. Denn Gefühle und ihre körperlichen Begleiterscheinungen, so die Annahme, verwirren den vernünftigen Menschen und stören seine Sachlichkeit.

Diese Annahme war der Psychoanalyse zwar schon lange suspekt, setzte sich aber aus Mangel an Beweisen für das Gegenteil auch im akademischen Umfeld durch. Mittlerweile zeigt die Hirnforschung mit Aufzeichnung der Gehirnaktivität, dass Gefühle und Körperempfindungen eine große Rolle spielen, wenn Menschen Absichten in Handlungen überführen wollen. Auf welche Weise sind Gefühle an Planungs- und Entscheidungsvorgängen beteiligt? Auf unbewusster Ebene werden Erfahrungen gespeichert und mit einer Bewertung versehen, das haben wir schon gezeigt. Diese Bewertungen erfolgen nach einem sehr einfachen, einem dualen Prinzip: Hat die Erfahrung das psychobiologische Wohlbefinden des Individuums gefördert, wird sie mit einem guten Gefühl markiert. War sie dem psychobiologischen Wohlbefinden des Individuums abträglich, wird sie mit einem schlechten Gefühl markiert. Oder einfacher gesagt: Die Bewertung erfolgt nach dem Schema: War es gut für mich? War es schlecht für mich?

Somatische Marker laufen ursprünglich über den Körper. Sie melden sich in 200 Millisekunden, das heißt: sehr schnell. Wenn somatische Marker bewusst werden, können sie in einem zweiten Verarbeitungsschritt des Gehirns als

Gefühl, als Körperempfindung oder als eine Mischung aus beidem wahrgenommen werden[6]. Somatische Marker werden individuell und teilweise auch situativ unterschiedlich wahrgenommen. Manche Menschen erleben sie direkt als Körperempfindungen: ein angenehmes Wärmegefühl im Bauch oder ein Kribbeln in den Mundwinkeln als positive somatische Marker; ein Zittern in den Beinen oder eine Verkrampfung der Kiefer als negative somatische Marker. Andere wiederum beschreiben ihre somatischen Marker als Gefühl. Sie berichten von einem Freiheitsgefühl, das den Brustkorb öffnet, oder von einer Lebensfreude, die sich im ganzen Körper ausbreitet. Im Fall der negativen somatischen Marker macht sich Angst im Magen breit oder Unsicherheit vernebelt den Kopf. Einige Beschreibungen von somatischen Markern hören sich ausgesprochen bildhaft an: wie das Aufblühen einer Sonnenblume im Bauch, wie orangerotes Funkensprühen bzw. wie würgende Hände am Hals oder wie die Faust in der Magengrube. Über das Signalsystem der somatischen Marker nun hat der Mensch Zugang zu seinem adaptiven Unbewussten und damit zu seiner gesamten Lebenserfahrung. Es lohnt sich für jeden Menschen, zu lernen, wie man die somatischen Marker gezielt für die Selbstregulation einsetzen kann. Dabei ist es völlig unwesentlich, wie sie wahrgenommen werden. Wichtig ist, dass sie wahrgenommen werden und dass man darüber Bescheid weiß, wie sie einzuschätzen sind.

Am besten kann man sich die Arbeit der somatischen Marker vergegenwärtigen, wenn man an den Moment denkt, in dem man die E-Mails abruft. Sobald man auf »empfangen«

drückt, erscheint eine Liste der neu eingegangenen Post. Wenn man sich die Liste jetzt durchschaut, ohne die einzelnen Nachrichten zu öffnen, nur bezüglich der Adresse und des Betreffs, kann man die somatischen Marker beim Arbeiten beobachten. Jede Mail wird blitzschnell durch ein Körpergefühl oder eine Emotion oder eine Mischung aus beidem kommentiert.

Die Kommentare der somatischen Marker unterscheiden sich hinsichtlich ihrer Valenz und ihrer Intensität. Unter Valenz versteht man die Wertigkeit des Gefühls hinsichtlich der Kategorie positiv oder negativ. Ist das Gefühl gut oder schlecht? Unter Intensität versteht man die Stärke des Gefühls bzw. der Körperempfindung. Ist das Gefühl stark oder schwach? Somatische Marker lassen sich auf zwei Skalen einordnen, wie ich sie im Folgenden aufzeichne.

Meine somatischen Marker

63

Die Tatsache, dass positive und negative somatische Marker von der Wissenschaft auf zwei getrennten Skalen angesiedelt werden, erstaunt viele Menschen. Meistens stellt man sich nämlich negative Gefühle als das Gegenteil von positiven Gefühlen vor. Die Alltagssicht entspräche ungefähr der folgenden Skala:

$$ - \underline{\hspace{3cm}} + $$

Dieser Skala liegt die Vorstellung zugrunde, dass man automatisch in Richtung positives Gefühl wandert, wenn man sich vom negativen Gefühl wegbewegt. Das Gehirn ist aber anders gebaut. Positive und negative Gefühle werden von unterschiedlichen Regelkreisen bearbeitet. Darum ist es auch möglich, gemischte Gefühle zu haben. Um bei dem Beispiel von den E-Mails zu bleiben: Wenn Sie bei einem Posteingang sowohl ein ängstliches Zucken als auch ein hoffnungsvolles Lächeln wahrnehmen, und zwar beides gleichzeitig, dann sind Sie kein unentschiedenes, neurotisches Bündel von Widersprüchen, sondern ein Mensch mit einer ausgeprägt guten Wahrnehmungsfähigkeit für die eigenen somatischen Marker. Es macht die Sache natürlich nicht einfacher, wenn man dringend etwas entscheiden soll, und alles, was man feststellen kann, die Tatsache ist, dass man gemischte Gefühle hat. Aber alle weiteren Vorgänge, um Willenskraft im positiven Sinn zu erzeugen, beruhen zunächst einmal auf der Fähigkeit, die Signale des adaptiven Unbewussten verlässlich wahrzunehmen und bezüglich ihrer Valenz und Intensität zuverlässig einzuordnen.

Manche Menschen, die üben, ihre somatischen Marker wahrzunehmen, sind anfänglich etwas verwirrt, weil sie nicht wissen, ob sie ein Gefühl denken oder ob sie es wirklich fühlen. »Als ich den Vorschlag von Meier-Nebershoff in der Sitzung hörte, hatte ich zuerst ein negatives Schreckgefühl, aber dann auch ein gutes Herausforderungsgefühl. Welches war denn nun der somatische Marker?« Im Zweifelsfall ist der somatische Marker immer das Gefühl, das als Erstes auftaucht. Der Verstand schaltet sich dann zu, das benötigt aber etwa 900 Millisekunden. Die schnellere Bewertung ist die, die vom adaptiven Unbewussten kommt. Alles, was später auftaucht, kann bereits durch Verstandestätigkeit »verunreinigt« sein.

Mit den somatischen Markern wird jetzt Arbeitsblatt 2 bearbeitet. Bitte nehmen Sie sich Ihre Absicht von Seite 14 dieses Buches vor und diagnostizieren die somatischen Marker, die Ihr adaptives Unbewusstes hierzu bereithält. Die Diagnostik kann auf zwei Ebenen erfolgen: Sie können einmal beobachten, ob Ihre Absicht, als ganzer Satz genommen, klare somatische Marker hervorbringt. Wenn dies der Fall ist, können Sie das, was Sie wahrnehmen, auf einer der beiden bzw. bei gemischten Gefühlen auf den beiden Skalen eintragen. Wenn Sie nur einen Gefühlstumult wahrnehmen, der nicht richtig eingeschätzt werden kann, lohnt es sich, Wort für Wort vorzugehen. Denn das adaptive Unbewusste schickt seine Bewertungen auch auf der Basis von einzelnen Worten. Vielleicht fragen Sie sich, ob das jetzt Haarspalterei und Wortklauberei sei. Nein, ist es nicht. Es mag demjenigen, der zum ersten Mal die Bewertungen seines adaptiven Unbewussten so sorgfältig Wort für Wort zu ergründen versucht, zunächst ungewohnt vorkommen. Aber diese Sorgfalt brauchen wir, wenn wir die selbstregulierende Willenskraft erzeugen wollen.

Ein Beispiel soll die Somatische-Marker-Diagnostik verdeutlichen. Lisa, eine 54-jährige Musiklehrerin, hat die Absicht: »Ich muss mehr Sport treiben«, aufgeschrieben. Sie kann diese Absicht als gesamten Satz gut gefühlsmäßig verorten, sagt sie, denn die Bewertung des adaptiven Unbewussten ist eindeutig. Ein starker negativer somatischer Marker ist zu vermelden. Wie stark? »Oh, ziemlich stark. So um die 80, würde ich sagen.« Die Einschätzung in Zahlen zwischen 0 und 100 hat übrigens nichts mit mathematischer Genauigkeit zu tun. Es ist eine subjektive Einschätzung, die lediglich ein Hilfsmittel darstellt, um die Bewertungssignale des adaptiven Unbewussten besser überblicken zu können.

Das Arbeitsblatt von Lisa sah so aus:

Somatische-Marker-Diagnostik

Meine Absicht

Ich *muss mehr Sport treiben*

_____

Meine somatischen Marker

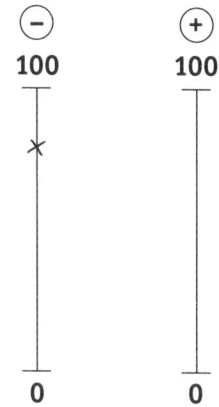

Positive somatische Marker meldeten sich bei Lisa keine. Der nächste Schritt besteht im Hypothesenbilden. Woran kann es liegen, dass die Aussicht, Sport zu treiben, mit solch starken negativen Gefühlen verbunden ist? Um diese Frage zu beantworten, kann man den Fundus an Kommentaren des adaptiven Unbewussten heranziehen, die auf Arbeitsblatt 1 notiert wurden. Sofort fällt Lisa hier die Notiz ins Auge, die sich auf ihre demütigenden Erfahrungen im Sportunterricht bezieht. »Ich war noch nie besonders begabt im Sport«, erzählt sie. »Im Turnunterricht wurde ich immer als eine von den Letzten gewählt, wenn es darum ging, Mannschaften aufzustellen. Rennen, Ballspiele, Schwimmen, egal. Ich war einfach nie schnell genug. Diese Stunden waren für mich immer der absolute Horror.« Zur Feinanalyse ihres unbewussten Bewertungssystems schauen wir uns noch einzelne wichtige Worte aus Lisas Absicht an. Wir nehmen die Worte MUSS und SPORT und TREIBEN.

SPORT erzeugt bei Lisa für sich alleine genommen sogar einen noch stärkeren negativen somatischen Marker, als wenn das Wort in den ganzen Satz eingebettet ist. Minus 90, der blanke Graus. TREIBEN gibt ein gemischtes Gefühl. Minus 40 und 20 Plus. »Die Minus 40 kommen von dem Gefühl, gehetzt zu sein. Mir fällt dazu Atemlosigkeit, hechelnde Zunge und ein unfreundlicher Antreiber ein.« Die 20 Plus kommen bei Lisa von der Vorstellung eines Energieschubs, der ihr hilft, Faulheit zu überwinden und in die Startlöcher zu kommen. Was ist mit dem Wort MUSS? »Oh Gott!«, ruft sie, »Minus 100! Ich bin total allergisch auf dieses Wort! Ich will nicht müssen!«

Lisas Bilanz sieht verheerend aus. Man kann sich das mit einer Zahlenspielerei verdeutlichen. Addiert man die Werte auf den einzelnen Skalen getrennt, so ergibt sich ein Wert von Minus 230 auf der Skala für negative Gefühle. Auf der Skala für positive Gefühle ist nur ein mageres 20 Plus zu finden. Mit solch einer unbewussten Bewertungslage kann man die Sportabsicht nur mit Selbstkontrolle in Handlung überführen – indem man durch die Kraft der Verstandestätigkeit die vermeidenden Impulse des Unbewussten hemmt, sich darüber hinwegsetzt und gegen alle inneren Widerstände rausgeht auf den Joggingparcour. Wer das alleine nicht schafft, braucht einen Trainer, der diesen Part übernimmt.

Die Germanistin und Erziehungswissenschaftlerin Christiane Hartmann hat Beispiele für diesen Part des Trainers in der Sendung THE SWAN aufgespürt. In der Sendereihe wurden Frauen von einem Expertenteam verschönert. Hartmann schreibt über das Gebaren des Fitnesstrainers aus dem Expertenteam: »In autoritärer Manier verfügt er über die Kandidatinnen, sucht sie in militärischem Drill zu formen und bestraft sie, wenn sie sich den Normen nicht fügen.« (2006, S. 225). Auf der Homepage des Senders ProSieben, der THE SWAN ausstrahlte, fand Hartmann folgenden Eintrag, der das Leben der Kandidatin Silke beschreibt: »Silkes Zeit bei THE SWAN ist anstrengend, aber schön. Trainer Alex Vieregg macht sie gnadenlos fit, auch wenn sie das selber manchmal gar nicht so will« (ebd).

Der gnadenlose Drill ist nicht nur auf Frauen beschränkt. »Quäl dich, du Sau!«, soll Udo Bölts seinem Radkollegen Jan Ullrich bei der Tour de France in den Vogesen zugerufen haben, als dieser Anzeichen der Ermüdung zeigte. »Quäl dich!«, kann auch Lisa sich zurufen und mit zusammengepressten Lippen loslaufen. Wenn man Joggende unter diesem Qual-Aspekt beobachtet, sieht man viele, denen ihre verheerende Gefühlsbilanz deutlich ins Gesicht geschrieben steht.

Wir verfolgen in diesem Buch aber eine andere Absicht. Wir suchen nach einer anderen Form von Willenskraft. Sie soll so beschaffen sein, dass bei der Somatischen-Marker-Diagnostik zu der Absicht, die man verfolgt, auf der Negativskala eine glatte Null zu verzeichnen ist und auf der Positivskala ein Wert von mindestens 70 Plus, wenn nicht noch mehr. Wenn diese Willenskraft greift, braucht man keine Qual mehr und keinen Drill von außen. Dann kann man das, was man sich vorgenommen hat, leicht in die Tat umsetzen.

Nun können Sie die Diagnostik für die von Ihnen formulierte Absicht vornehmen:

Somatische-Marker-Diagnostik

Meine Absicht

Ich _____

_____

Meine somatischen Marker

Somatische-Marker-Diagnostik ist eine Übung, die ich sehr empfehle. Wenn man mit der Arbeit am adaptiven Unbewussten beginnt, sollte man keine Gelegenheit auslassen, um somatische Marker zu verorten. Ein Grund, warum Vorsätze nicht nachhaltig in Handlung umgesetzt werden können, liegt darin begründet, dass die Bilanz der somatischen Marker zu diesem Vorsatz negativ ausfällt. Wenn Lisa es nicht schafft, auf Dauer Sport zu treiben, liegt das nicht daran, dass sie keine Willenskraft hat, es liegt daran, dass sie ihre Absicht auf eine Art und Weise in Sprache gefasst hat, die unangenehme Assoziationen im adaptiven Unbewussten aktiviert, welches dann ein Vermeidungsverhalten aufruft. Jetzt interessiert natürlich, wie eine solche Bilanz ins Positive verändert werden kann. Dazu müssen wir prüfen, aus welchen Quellen die Idealvorstellung entspringt, die für das eigene Handeln die Orientierung darstellen soll.

4. Kapitel

Waagenterror und Bilderflut:
Die Quellen der Idealvorstellungen oder gute Gründe und fremde Gründe

Der Unterschied zwischen Body-Image und Body-Schema

Zunächst möchte ich Sie mit einer Unterscheidung vertraut machen, über die der Philosoph Shaun Gallagher von der Universität Oxford kürzlich ein Buch geschrieben hat. In diesem Buch arbeitet er heraus, dass der Mensch zwei grundlegend verschiedene Möglichkeiten hat, Informationen über seinen Körper zu bekommen. Die eine Möglichkeit besteht darin, den eigenen Körper zu spüren und sich das, was man spürt, zu vergegenwärtigen. Gallagher nennt diese Möglichkeit das Body-Schema, das Körperschema. Die zweite Möglichkeit ist die, sich von seinem Körper ein Bild zu machen. Gallagher nennt diese Möglichkeit das Body-Image, das Körperbild[7]. Die beiden Möglichkeiten, sich ins Verhältnis zum eigenen Körper zu setzen, haben vielfältige Auswirkungen auf die Psyche.

Der Hauptunterschied in der Erzeugung von Body-Schema und Body-Image liegt darin, dass das Body-Image gedacht wird, das heißt, es wird vom bewussten Verstand erzeugt, während das Body-Schema gefühlt wird, das heißt, an seiner Erzeugung ist das adaptive Unbewusste zu einem wesentlichen Teil beteiligt. Der Teil der Wahrnehmung, der die Körpervorgänge mit Aufmerksamkeit versieht und ins Bewusstsein rückt, wird selbstverständlich auch vom bewussten Verstand geregelt. Aber als Informationsquelle dienen Vorgänge, die sich im Körperinneren abspielen und die weitgehend über das adaptive Unbewusste bearbeitet werden.

Das Body-Schema kann auch mit dem Begriff Körper-Selbst bezeichnet werden[8]. Die Psyche und der Körper treffen sich im Körper-Selbst, hier verkörpert sich das Selbst eines Menschen, der innere Kern, der die Wesensart und das Eigentümliche eines jeden Menschen ausmacht. Der Hirnforscher Gerald Hüther schreibt:

Die allerersten komplexen Verschaltungsmuster, die im Gehirn entstehen, sind quasi »innere Bilder« von Vorgängen, die im Körper ablaufen. In den Bereichen des Gehirns, die bereits vor der Geburt weitgehend ausgereift sind, dem Hirnstamm und dem Hypothalamus, sind neuronale Netzwerke zur Kontrolle und Aufrechterhaltung des inneren Körpermilieus lokalisiert. Über diese Regelkreise erhält das Gehirn einen nie versiegenden Informationsfluss über alle im Körper ablaufenden Prozesse. [...] Das Gehirn und der Körper stehen in einer engen, untrennbaren Beziehung. Diese Beziehung ist nicht vom Himmel gefallen. Sie war von Anfang an da und hat sich im Verlauf der Herausbildung und Ausreifung körperlicher Strukturen in wechselseitiger Abhängigkeit ständig weiterentwickelt. Durch ihre gemeinsame Geschichte sind Körper und Gehirn daher auf untrennbare Weise miteinander verbunden.

(Hüther, 2006, S. 86 f)

Auf übergeordneten Ebenen des Gehirns, die erst später entstehen, bildet sich auch noch die Möglichkeit heraus, den beständigen Informationsfluss aus dem Körper mit dem Bewusstsein wahrzunehmen. Diese Fähigkeit stellt die Grundlage dar für die bewusste Wahrnehmung des Körper-Selbst. Das Körper-Selbst hat immer eine individuelle Geschichte, es ist niemals deckungsgleich mit dem Körper-Selbst eines anderen Menschen, nicht einmal bei Zwillingen. Denn jedes der beiden Zwillingskinder macht schon im Mutterleib und später bei der Geburt unterschiedliche Erfahrungen, eines ist stärker, das andere schwächer, eines ist das Erstgeborene, eines das Zweitgeborene.

Das Körper-Selbst gibt mir Informationen darüber, wie sich die Dinge für mich anfühlen. Wenn ich meine Aufmerksamkeit auf mein Körper-Selbst richte, kann ich das wahrnehmen, was Gallagher mit dem Begriff Body-Schema meint. Man spürt den Körper. Um das Body-Schema wahrzunehmen, muss man den Körper nicht sehen. Um die Wahrnehmung des Body-Schemas zu üben, können Sie zum Beispiel einen Bademantel anziehen, der bis zum Boden reicht, so dass nur noch Hände und Füße rausgucken. Binden Sie ihn am Bauch nur locker zu, gerade so, dass er vorne nicht aufgeht, es soll nicht drücken. Und dann bewegen Sie sich mal eine Weile ganz normal in der Wohnung. Das, was Sie unter dem Bademantel wahrnehmen, das ist mit dem Begriff Body-Schema gemeint. Eine Wahrnehmung für körperliche Vorgänge, die aber eher konturlos ist als scharf abgegrenzt. Sobald Sie den Gürtel des Bademantels straffer anziehen, ergibt sich eine genauere Kontur, aufgrund der

Rückmeldungen der Nervenzellen in der Gegend des Körpers, wo der Gürtel drückt. Wenn Sie den Gürtel lockern, wird das Body-Schema wieder konturloser.

Die Wahrnehmung des Body-Schemas kann auch ins Körperinnere hinein ausgedehnt werden. Fernöstliche Methoden wie Yoga oder Qi-Gong bearbeiten diesen Aspekt der Wahrnehmung nach innen. Wenn man geübt ist, kann man spüren, wo und wie der Atem fließt, man kann spüren, was in der linken Pobacke passiert, wenn man die rechte Fußhöhle wölbt, oder man spürt – auf das Thema Essen bezogen –, ob eine bestimmte Nahrung guttut oder nicht. Das Körper-Selbst ist auch der Ort, wo der Appetit erzeugt wird. Hier ist der Ort, wo alle Vorgänge des Körperinneren sorgfältig beobachtet werden. Hungrig? Durstig? Zuckermangel? Salzmangel? Das Körper-Selbst weiß, was der Organismus braucht, in dem es beheimatet ist.

Ich liebe Tierfilme aller Art. Immer wieder bin ich erstaunt über die Weisheit der Tiere. Elefantenherden gehen kilometerweit zu einer Höhle, wo es einen bestimmten Salzstein zu lecken gibt. Kakadus landen in Schwärmen auf einer Felswand, um dort kalkhaltige Splitterchen zu picken. Kühe fressen bestimmte Kräuter, wenn sie Verdauungsbeschwerden haben. Wer hat den Tieren das alles beigebracht? Das Körper-Selbst sagt ihnen, was zu tun ist. Warum weiß es das? Weil es von Anfang an dabei war und viel mehr weiß als der bewusste Verstand, der sich erst deutlich später entwickelt. Dem Körper-Selbst kann man nichts vormachen. Jeder Mensch hat aufgrund seiner Entstehungsgeschichte eigentlich die beste aller möglichen Lebensversicherungen.

Er hat ein Körper-Selbst, das ihm sagt, was gut für ihn ist und was schlecht für ihn ist.

Behalten Sie den Bademantel ruhig eine Weile an, das ist bequem, nicht wahr? Und wunderbar wohltuend, die Falten am Bauch nicht zu sehen, sich keine Sorge über Cellulite machen zu müssen, nicht zu überlegen, wie schlaff oder straff nun einzelne Hautpartien zu sein hätten. Einfach in ein Zelt hüllen und Körper sein. Während ich diese Zeilen schreibe, trage ich ein Hauskleid aus einem feinen Baumwollstoff, das ich aus Südindien mitgebracht habe. Himmlisch. Dort quält sich niemand mit der Frage, warum die Oberschenkel nicht in die Miss-Sixty-Jeans passen oder warum der Hosenknopf bei Herrengröße 50 nicht mehr zugeht. Männer schlingen sich ein Tuch um die Hüften, so weit, wie es der Bauch eben gerade braucht. Frauen sind in wehende Hauskleider gehüllt, keinen Menschen interessiert es, ob ein Pfündlein mehr oder weniger darunter steckt. Es ist sowieso viel zu heiß da unten, um über solchen Unsinn nachzudenken.

Menschen haben aber noch eine zweite Möglichkeit, ihren Körper im Gehirn zu repräsentieren. Das ist das Body-Image, das Körper-Bild. Während Menschen und Tiere gleichermaßen ein Körper-Selbst haben, ist das Körper-Bild etwas spezifisch Menschliches[9]. Denn die Fähigkeit, den eigenen Körper als Bild wahrzunehmen und darüber nachzudenken, hat etwas mit der Fähigkeit zur Selbstreflexion zu tun, und die wird vom bewussten Verstand hervorgebracht. Die Fähigkeit, sich selbst wie mit den Augen eines anderen Menschen zu sehen, entwickelt sich in der Adoleszenz[10]. Dadurch, dass ganz bestimmte Nervenverbindungen im Gehirn verstärkt werden, entsteht eine eigenartige Fähigkeit. Menschen können mental aus sich heraustreten und sich selbst zum Objekt ihrer eigenen Beobachtung machen. In der Psychologie heißt diese Fähigkeit »Selbstaufmerksamkeit«, auf Englisch »Self-Awareness«. Die Selbstaufmerksamkeit muss klar unterschieden werden von der geschulten Wahrnehmung, die man bei der Meditation erlernt, und die in der Wissenschaft »Achtsamkeit«, auf Englisch »mindfulness« genannt wird. Während man bei der Selbstaufmerksamkeit sich selbst zum Objekt der eigenen Beobachtung macht, versucht man bei Achtsamkeitsübungen gerade, das Beobachten zu unterlassen. Meditation und Achtsamkeit laufen darauf hinaus, mit der Aufmerksamkeit im eigenen Körper zu bleiben und kritisch-kommentierende Gedanken nicht zu beachten. Bei der Selbstaufmerksamkeit übernehmen die kritisch-kommentierenden Gedanken die Hauptrolle im innerpsychischen Geschehen und stören das Aufgehobensein im eigenen Körper.

Ein Beispiel für das kritische Potenzial von Selbstaufmerksameit ist die erste Stunde vom Salsakurs, wenn alle Hüftschwenken üben. »Mein Gott, muss ich bescheuert aussehen«, denkt man dann. Aus sicherer Quelle weiß ich übrigens, dass vorweggenommene Selbstaufmerksamkeit einer der Hauptgründe dafür ist, dass Männer sich erst gar nicht zu einem Tanzkurs anmelden. »Ich mach mich doch nicht zum Affen«, denkt sich der Mann und stellt sich vor, was seine Fußballkumpels wohl über ihn lästern würden, wenn sie ihn mit steifen Beinen beim Walzer-Grundschritt sehen könnten. Ein gutes Indiz für Selbstaufmerksamkeit ist auch der Gedanke: »Hoffentlich sieht mich jetzt keiner.«

Die Wissenschaft hat die Fähigkeit des Menschen, sich selbst zu beobachten, intensiv erforscht. Ein Ergebnis aus dieser Forschung ist für unser Thema von besonderem Interesse.[11] Es besagt, dass Menschen, bei denen die Selbstaufmerksamkeit erhöht wurde, mehr negative Gefühle erleben als Menschen mit einer geringen Selbstaufmerksamkeit. Woran liegt das? In dem Moment, in dem man sich selbst beobachtet, werden im psychischen System gewisse Standards aktiviert, an denen man sich orientiert. Idealvorstellungen und -bilder werden wachgerufen. Dies erhöht automatisch die Aufmerksamkeit für Ist-Soll-Diskrepanzen. Umgangssprachlich könnte man dies auch »vermehrte Selbstkritik« nennen. Ganz gleich, um welche Situation es sich handelt, Selbstaufmerksamkeit ist eine Brutstätte für einen kritischen Umgang mit sich selbst und die damit einhergehenden negativen Gefühle: In der Disco gehen Sie mit erhöhter Selbstaufmerksamkeit auf die Tanzfläche: »Oh Gott, wie ich wieder daherwatschele.« Sie machen beim Firmenmeeting eine Präsentation mit erhöhter Selbstaufmerksamkeit: »Was rede ich denn da für einen Stuss zusammen!« Sie schreiben im Unterricht mit erhöhter Selbstaufmerksamkeit an die Wandtafel: »Wie jetzt wohl mein Hintern aussieht? Breitgesessen wie ein Sofakissen.«

Erhöhte Selbstaufmerksamkeit steht in direktem Zusammenhang mit negativen Gefühlen. Den negativen Effekt von erhöhter Selbstaufmerksamkeit und der Neigung zur Selbstkritik kann man übrigens mit Alkohol oder anderen

Drogen abschwächen. Das ist der Grund, warum Menschen etwas ausgelassener werden, wenn sie ein paar Drinks intus haben. Die innere Beobachtungsinstanz ist ausgeschaltet, und man wird enthemmt. Bei Menschen, die erhöhte Selbstkritik als inneren Dauerzustand etabliert haben, hilft das allerdings nur kurz, denn spätestens am nächsten Morgen sagt man sich: »Oh nein! Wie hab ich mich bloß gestern benommen! Ich kann mich da nie wieder blicken lassen!«[12]

Das Beste kommt aber noch. Wissen Sie, wie man im psychologischen Experiment Selbstaufmerksamkeit hervorrufen kann? Ganz einfach: Man hängt Spiegel auf. Es genügt, lediglich einen Spiegel in einem Raum zu befestigen, dann geben die Testpersonen erhöhte Werte für Selbstaufmerksamkeit an. Was heißt das für den Alltag? Die Botschaft ist klar: Spiegel können gefährlich für die Stimmungslage sein, denn sie können dazu führen, dass man sich selbst kritisch beobachtet. Und dies nicht nur, solange man direkt in den Spiegel schaut, sondern auch noch lange danach. Der Blick in den Spiegel aktiviert im psychischen System eine erhöhte Aufmerksamkeit für Ist-Soll-Diskrepanzen. Falls Sie also bisher für Ihre Absicht, Ihren Körper wie auch immer zu verändern, einen Satz formuliert haben, der so ähnlich lautet wie: »Ich möchte mir im Spiegel gefallen« oder »Ich möchte wieder Freude an meinem Spiegelbild haben«, dann sollten Sie diese Absicht sorgfältig daraufhin überprüfen, ob es Ihnen wirklich gute Gefühle bereiten könnte, Ihr Spiegelbild zum Ziel Ihrer Träume zu machen. Wir werden uns im nächsten Kapitel damit befassen, was alternative, gute, brauchbare Gründe sind, um das Ich-Gewicht mit Willenskraft zu verfolgen. Das Spiegelbild ist diesbezüglich eher riskant.

Haben Sie sich schon einmal Gedanken darüber gemacht, nach welchen Kriterien Männer und Frauen ihre Kleidungsstücke auswählen? Meine persönliche Beobachtung ist, dass Frauen eher das Body-Image aufrufen, indem sie die Kleider im Spiegel auf die Passform hin überprüfen, während Männer eher danach fragen, was sich bequem anfühlt – sie orientieren sich am Body-Schema. Wie es aussieht, spielt zwar auch für Männer eine Rolle, es ist aber nicht prioritär. Es kommt nicht infrage, ein kneifendes Jackett anzuziehen, auch wenn es noch so modisch ist. Für viele Frauen kommt es selbstverständlich infrage, sich in ein Oberteil zu zwängen, das die Luft abschnürt, wenn es toll aussieht. »Wenn wir irgendwo eingeladen sind, ist es jedes Mal dasselbe Drama«, erzählt Heinrich. »Meine Brigitte probiert eine Klamottenkombination nach der anderen und wird mit jeder Variante unzufriedener. Eigentlich haben wir fast regelmäßig Krach, bevor wir das Haus verlassen. Und dann laufen wir mit mieser Stimmung bei den Gastgebern ein. Ich frage mich, warum das jedes Mal so sein muss.« Heinrichs Beobachtung ist richtig. Die Kleiderwahl ruft bei Brigitte erhöhte Selbstaufmerksamkeit hervor, weil ihr Auswahlkriterium das Body-Image ist, das Bild, das sie auf andere abgibt. Deswegen muss sie dauernd in den Spiegel schauen, und durch diese Tätigkeit wird ihre Stimmungslage in den negativen Bereich verschoben. Heinrich dagegen wählt die Hose aus, die den weitesten Bund hat: »Wenn wir zum Essen eingeladen sind, muss genug Luft am Bauch sein«, lautet seine Devise.

Wenn wir Body-Schema und Body-Image in die schon bekannte Tabelle vom adaptiven Unbewussten und vom bewussten Verstand einordnen, dann sieht man, dass das Body-Schema an Vorgänge aus dem adaptiven Unbewussten gekoppelt ist, während das Body-Image an die Aktivität des bewussten Verstandes geknüpft ist.

Adaptives Unbewusstes	Bewusster Verstand
Körperwahrnehmung	
Body-Schema	Body-Image
Körper-Selbst	Körper-Bild

Ist ein Vorgehen dem anderen vorzuziehen? Nein. Das muss von Fall zu Fall entschieden werden. Wenn Heinrich zu einem Vorstellungsgespräch anzutreten hat, ist er gut beraten, wenn er sich selbst auch mit den Augen der anderen zu sehen versucht, zum Beispiel mit den Augen des Menschen, der das Gespräch führt. Vielleicht tut es auch seiner Ehe gut, wenn er nicht nur als Latschen tragender Hängebauchmacho durch die Wohnung schlappt, sondern versucht, eine Version von bequemen Kleidern zu wählen, die auch dem Auge von Brigitte wohl gefällt. Wenn Brigitte hingegen einen schönen Abend erleben will, wäre es für sie sicher hilfreich, vorher nicht allzu viel in den Spiegel zu schauen, um sich ihre Stimmung nicht zu ruinieren. Das menschliche Gehirn ist zu beiden Vorgehensweisen in der Lage, und man sollte auch beide nutzen. Die Kunst besteht darin, zu wissen, wann welche Variante angebracht ist.

Wie sehen gute Ideale aus?

Wenden wir dieses Wissen nun auf das Thema dieses Buches an, auf die Beschaffenheit des eigenen Körpers. Wie entstehen hier eigentlich Ist-Soll-Diskrepanzen? Warum fällt der Vergleich des körperbezogenen Ist-Zustandes mit einem wie auch immer gearteten Soll-Zustand bei den allermeisten Menschen negativ aus? Es könnte ja auch sein, dass man in den Spiegel schaut und sich denkt: »Prima, ich sehe genau so aus, wie ich es mir wünsche.« Warum geschieht das so selten? Es gibt nur eine Erklärung: Der Soll-Zustand ist schuld daran. Der Soll-Zustand ist offenbar für die allermeisten Menschen so meilenweit vom Ist-Zustand entfernt, dass er unerreichbar ist. Ein anderes Wort für den Soll-Zustand ist bezüglich der Gewichts- und Fitnessthematik das Wort »Schönheitsideal«.

Wie geht es Ihnen eigentlich, nachdem Sie als Frau eine Frauenzeitschrift oder als Mann eines von diesen Männermagazinen mit vielen Abbildungen von muskulösen Waschbrettbäuchen gelesen haben? Besser als vorher? Schlechter? Ich schlage Ihnen einen kleinen Selbstversuch vor. Machen Sie sich mal den Spaß und vermerken Sie auf dem Arbeitsblatt zur Somatischen-Marker-Diagnostik Ihre aktuelle Stimmungslage vor dem Lesen und dann noch einmal nach dem Lesen. Dieses Arbeitsblatt eignet sich nämlich auch als Protokoll für Stimmungen, die auch Gefühle sind, im Gegensatz zu somatischen Markern jedoch zeitlich länger ausgedehnt. Wie fällt die Bilanz aus? Verzeichnen Sie einen Zuwachs an positiven Gefühlen oder einen Zuwachs auf der Negativ-Skala? Alle die, die einen Zuwachs an negativen Gefühlen verzeichnen, können sich fragen, wie sinnvoll es ist, für teures Geld die eigene Stimmungsbilanz zu verschlechtern.[13]

Was läuft hier ab? Woher kommt der Stimmungsumschwung? Zwei Gründe sind für unser Thema von Bedeutung. Der eine ist, dass das Bild, das in diesen Magazinen vermittelt wird, eben ein Ideal ist. Eine Vorstellung von Schönheit, die nur ganz wenige Menschen erreichen und die gerade nicht das widerspiegelt, was die meisten Menschen sind, nämlich die Normalität. Ein Ideal ist per definitionem immer ein Soll-Zustand, etwas, das man anstrebt. Die Art und Weise, wie man sich seine Ideale aussucht, hat einen großen Einfluss auf die persönliche Lebenszufriedenheit. Man kann sich nämlich Ideale aussuchen, die erreichbar sind, und man kann sich Ideale aussuchen, die schwer oder gar nicht erreichbar sind. In der Psychologie wird dieses Phänomen unter dem Stichwort »Anspruchsniveau« erforscht. Menschen unterscheiden sich darin, wie sie ihr Anspruchsniveau setzen, und als Folge davon unterscheiden sie sich in ihrem Selbstwert und in ihrer Zufriedenheit.[14] Wer sich immer unrealistisch hohe Ziele setzt, wird viele Misserfolge ernten, traut sich darum weniger zu und hat dann unter Umständen tatsächlich weniger Erfolg im Vergleich zu anderen Personen. Ein Teufelskreis.

Es ist also wichtig, sich gut zu überlegen, welches Ideal man anstreben will. Schönheitsideale sind an und für sich gar nicht weiter tragisch. Schönheit war zu allen Zeiten der Menschheitsgeschichte ein wichtiges Thema. Nicht weiter tragisch ist auch, dass diese Schönheitsideale sich dauernd wandeln und dass es mehr oder weniger Glück ist, ob ein Mensch mit der körperlichen Grundausstattung, die er mitbringt, dem Schönheitsideal entspricht, das gerade angesagt ist.

Der Bürger des 19. Jahrhunderts will es behaglich und schätzt Körperfülle als Ausweis von Wohlstand und Respektabilität. Erst als das viktorianische Jahrhundert zu Ende geht, gerät das feudale Fett allmählich in Verruf und wird mit Trägheit in Verbindung gebracht. Schlankheit dagegen steht nun für Erfolg und Leistungswillen. Damit wird zur kapitalistischen Tugend erhoben, was vorher das Stigma der proletarischen Unterklasse gewesen ist. Mit dieser Umwertung der Werte ist der Boden für den Megatrend des 20. Jahrhunderts bereitet, der ein Menschenmodell zur Norm erhebt, wie es die Welt bis dahin nur in Hungerzeiten gesehen hat. (Renz, 2006, S. 91 f)

Unser Schönheitsideal erinnert an Hungerzeiten der Menschheitsgeschichte. Die untenstehende Zusammenstellung von Abbildern stammt aus einem Buch von Udo Pollmer (2005), der sich ebenfalls kritisch mit den Folgen von Schönheitsidealen auseinandersetzt.

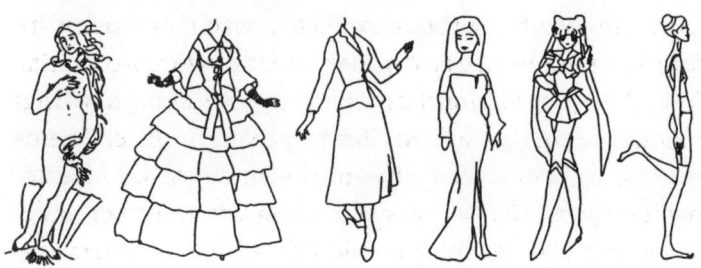

Schönheitsideale und Veränderungen der Sehgewohnheiten. Von links nach rechts: Venus (Botticelli, 15.Jhd.), Dame in Korsett und Reifrock (19.Jhd.), Diors »New Look« (40er Jahre, 20. Jhd.), Barbie (60er Jahre), Sailor Moon (90er Jahre), Cartoon aus der Zeitschrift Petra *(2005).*

Das augenblickliche Ideal ist also etwas arg dünn geraten, wie man sieht. Das ist zwar ungeschickt für alle Menschen, die eine andere Körperstatur haben, tragisch ist es aber eigentlich nicht. Tragisch ist weder die Existenz noch die Beliebigkeit von Schönheitsidealen. Tragisch ist in unserer heutigen Zeit vor allem eines: Die Ideale, die in den Medien erscheinen, beruhen auf Betrug. Wir haben es nicht mit echten Abbildern von Menschen zu tun, sondern mit künstlich hergestellten Bildern, die vorgeben, echt zu sein. Diesem Betrug waren die bisherigen Generationen nicht ausgesetzt. Er findet auf zweierlei Arten statt: einerseits durch die elektronische Bearbeitung von Fotografien, andererseits durch die Schönheitschirurgie. Der Betrug liegt darin, dass in beiden Fällen behauptet wird, das, was wir sehen, sei echt.

Ulrich Renz hat zu seinem Buch hierzu eine höchst informative Homepage zusammengestellt, www.schoenheitsformel.de, mit zahlreichen Links, die Sie sich unbedingt einmal anschauen sollten. Ein Link, der für unser Thema wichtig ist, heißt www.elektronische-schoenheit.de. Sie finden dort verschiedene Beispiele dafür, wie Fotos von Menschen durch elektronische Bildbearbeitung geändert werden können.

Die Ideale, die sich von Modezeitschriften, Anzeigen, Plakatwänden und durchs Werbefernsehen ununterbrochen in Ihr Gehirn schleichen, sind keine echten Menschen, es sind Kunstfiguren. Der Sozialwissenschaftler Robert Gugutzer schreibt: »Anders als in früheren Epochen sind es heute nicht mehr die oberen sozialen Schichten, die die dominierenden Körperideale prägen, sondern primär die Massenmedien, Werbung und Mode. Vermutlich ist diese Popkulturalisierung ein wesentlicher Grund dafür, dass es kaum möglich ist, sich der gesellschaftlichen Infiltration von Körperbildern zu entziehen.« (2005, S. 329) Ich teile diese Vermutung. Um sich dieser Infiltration zu entziehen, muss man gezielt Maßnahmen ergreifen. Die erste Maßnahme ist, die Infiltration als solche zu erkennen, die zweite besteht darin, sich den Betrug klarzumachen. Dadurch, dass wir einem unentrinnbaren Dauerfeuer von auf Betrug basierenden Körperbildern ausgesetzt sind, wird ein Soll-Wert in unser psychisches System eingespeist, der einfach nur unmenschlich ist.[15] Der Versuch, sich selbst diesen makellosen Körper herzustellen, kann nur fehlschlagen. Solange man es zulässt, dass die Betrugs-Bilder aus den Medien sich wie ein Alien als Soll-Werte in der eigenen Psyche einnisten, ist man immer und immer wieder zum Scheitern verurteilt. Man kann nur verlieren, eine andere Möglichkeit gibt es gar nicht.

Auch für die zweite Form von Betrug hat Ulrich Renz einen Homepage-Tipp parat. Die Selbstvermarktungs-Website von Cindy Jackson, die sich durch eine Unzahl von schönheitschirurgischen Eingriffen selbst »neu erfunden« hat. Im Gegensatz zu vielen anderen macht sie allerdings die Tatsache, dass sie operiert ist, öffentlich. Für die Menschen, die sich ein Leben lang mit Schuldgefühlen herumplagen, ist der Betrug schlimm, der darin besteht, dass operierte Menschen sagen: »Mein Schönheitsgeheimnis? Ganz einfach, viel Wasser, kein Nikotin, kein Alkohol und vieeel Schlaf.« Wenn jemand sich liften lassen möchte, steht es jedem frei, das zu tun, das ist kein Betrug, das ist eine Operation. Der Betrug beginnt da, wo behauptet wird, das Operierte sei alles Natur.

Ist es schlimm, dass Menschen sich tätowieren, piercen, diese und jene Falten gerade zupfen lassen? Grundsätzlich nicht, finde ich. Zu allen Zeiten haben Menschen in allen Kulturen merkwürdige Dinge ersonnen, um besonders schön zu sein. Wenn ein Mensch nach reiflicher Überlegung zum Schluss kommt, dass er mit einer anderen Nase, mit einer Haartransplantation oder mit einem Wadenmuskel-Einsatz aus Silikon ein erfüllteres Leben führen kann, dann ist dies sein freier Entschluss und damit zu respektieren. Die destruktiven Auswirkungen auf viele Menschen kommen daher, dass behauptet wird, das Künstliche sei echt. Das unterscheidet auch die heutige Schönheitsindustrie von den

Schönheitsmaßnahmen aus früheren Zeiten. Eingriffe am menschlichen Körper gab es schon immer. Aber sie waren immer »eingebettet in einen ethnischen, kulturellen und religiösen Kontext« (Rohr, 2004, S. 93). Darum wussten alle Beteiligten, dass eine echte Veränderung stattgefunden hat. Heute lassen die Menschen eine Fülle von Eingriffen an sich vornehmen, denen man (sofern sie gut gemacht sind) ihre handwerkliche Herkunft nicht mehr ansieht.

Es ist also angebracht, ungeheuer vorsichtig zu sein mit den Bildern und Behauptungen, die uns umgeben. Denn sie formen den persönlichen Soll-Wert. Und mit den Folgen eines unrealistischen Soll-Wertes haben wir dann zu kämpfen. Das Wort »unrealistisch« kann man in diesem Zusammenhang wörtlich nehmen. Die Bilder sind un-real, sie sind künstlich. Ich verzichte an dieser Stelle darauf, ausführlich aufzulisten, wem alles daran gelegen sein könnte, dass man den Menschen unbemerkt Soll-Aliens in ihre Psyche schmuggelt. Es sind alle Industriezweige, die daran verdienen, dass Menschen sich ungenügend fühlen und nach Abhilfe suchen.

Was ist zu tun? Sollen wir keine Ideale mehr haben? Doch, eine Vorstellung von Schönheit tut dem Menschen gut, aber er muss die eigene Vorstellung von der fremden unterscheiden lernen. Die Psyche braucht Ideale zum Wachstum. Aber die Ideale sollen aus der wahren Welt kommen und nicht aus dem Cyberspace. Wenn ein kleiner Junge aus Ghana ein großer Fußballfan ist und sagt: »Ich möchte ein Fußballspieler werden wie Beckham«, dann ist dies zwar ein großes

Ideal, aber den Beckham, den gibt es wirklich. Man kann sehen, wie er gewinnt, wie er versagt, wie er Eheprobleme hat, wie er auf das Spielfeld kotzt. Beckham ist menschlich und stellt als Fußball-Ideal für den kleinen Jungen somit einen echten Bezugspunkt dar. Operierte Stars und elektronisch veränderte Fotos sind als Ideal für die eigene Körperstatur ungeeignet, denn sie sind kein echter Bezugspunkt.

Was ist ein geeignetes Ideal für den eigenen Körper? Es ist etwas, das mehr mit dem Körper-Selbst als mit dem Körper-Bild zu tun hat. Es wird eher gefühlt als gedacht. Wenn man unbedingt zusätzlich zum Körper-Selbst auch eine bildhafte Vorstellung von seinem Idealkörper entwickeln möchte (was eigentlich nicht zwingend notwendig ist), dann sollte man darauf achten, dass es sich bei dem Ideal, das man sich aussucht, um einen lebenden, real sichtbaren, nicht operierten Menschen handelt. Alle anderen Ideale sind Futter für die Alien-Farm.

Wenn Sie damit beginnen wollen, die Körperverfassung, die für Sie die richtige ist, zu fühlen und nicht zu denken, dann kommen Sie in Zukunft am besten ohne Waage aus. Schmeißen Sie das Ding auf den Sperrmüll, es hat Sie lange genug gequält. Auch die Waage versetzt Sie in den Zustand der Selbstaufmerksamkeit. Auch die Waage erzeugt Ist-Soll-Diskrepanzen und damit negative Stimmungslagen. Waagen gehören in die Obst- und Gemüseabteilung von Lebensmittelläden und nicht in die Badezimmer von Menschen. Sie wollen messen, wie Ihr Körperumfang sich verändert? Nehmen Sie sich eine Hose oder einen Rock, und dann haben Sie Ihre ganz persönliche Maßeinheit, die über das wesentlich gesündere Body-Schema funktioniert. Wenn Sie dann merken, dass der Rock oder die Hose enger wird, dann können Sie sich immer noch in aller Ruhe überlegen, ob Sie abnehmen wollen oder ob es nicht akzeptabel wäre, mit zunehmendem Lebensalter eine Größe weiter zu werden. Fest steht: Wenn Sie nicht extrem über- oder untergewichtig sind oder andere klinisch relevante Gründe haben, warum man Sie beraten muss, darf es Ihr Ziel sein, Ihre eigenen Kriterien für Ihr Ich-Gewicht zu entwickeln. Das Ich-Gewicht ist selbstbestimmt.

Zum Abschluss dieses Kapitels können Sie mit dem folgenden Arbeitsblatt 3 eigene Überlegungen zum Thema Wohlbefinden und Figur anstellen. Schreiben Sie möglichst ehrlich die Gründe dafür auf, warum Sie Ihre Absicht, die Sie vorne formuliert haben, in Handlung umsetzen wollen. Manche Gründe sind politisch nicht korrekt oder überhaupt nicht für die Öffentlichkeit bestimmt, aber um sich einen Überblick zu verschaffen, ist es wichtig, dass Sie einer Person gegenüber absolut ehrlich sind, und diese Person sind Sie selbst. Wenn Sie einen oder zwei Menschen haben, von denen Sie annehmen, dass diese Sie gut kennen und Ihnen auch wohlgesonnen sind, dann können Sie mit diesen Personen ein Gespräch darüber führen, was Ihre Gründe sein könnten. Vielleicht sagt Ihr Freund Franz: »Ach, du selber willst doch gar nicht abnehmen, du sagst das doch bloß, weil deine Frau immer meckert. Eigentlich willst du doch nur deine Ruhe haben.« Auf die Gründeliste käme dann »Ruhe vor der Nörgelei meiner Frau haben«.

Oder Ihre Freundin sagt: »Du hast eine total süße Figur, du musst überhaupt nicht abnehmen. Ich glaube, du hast dir den Abnehmwahn in den Kopf gesetzt, weil der Aikidolehrer mit der Jessica ins Bett ist und nicht mit dir. Das hat dich halt gekränkt, und jetzt denkst du, du bist zu fett.« Auf die Gründeliste käme dann: »Zukünftige Kränkungen vermeiden«. Ich zeige Ihnen beispielhaft einige typische Gründe, die aus diesem Arbeitsblatt resultieren.

Gründe für Gewichtsreduktion

- Damit ich nicht gehänselt werde
- Weil es uncool ist
- Angst vor Diabetes II
- Durch psychischen Druck von Mutter und Zeitschriften
- Weil ich Probleme habe, modische Kleidung zu finden
- Weil ich Probleme mit dem Flugzeugsitz habe
- Damit ich nicht dauernd ans Essen denken muss
- Ich möchte mich als Frau fühlen (leicht und elegant)
- Bademode
- Attraktion auf die Männer, Erotik
- Pölsterchen stören im Alltag, Hinsetzen und Aufstehen macht Mühe
- Mich selber mögen

Gründe für Fitness und Sport

- Ich habe Freude an der Bewegung
- Rückenschule als Vorbeugung
- Ruhe und Alleinsein durch Nordic Walking
- Einfacheres Halten des Gewichts
- In der Natur und an der frischen Luft sein
- Weil ich schmerzfrei sein möchte
- Zur Vorbeugung (Kondition)
- Besser älter werden
- Besser atmen können
- Man kann mit anderen Schritt halten
- Den eigenen Körper bewusst erleben
- Man soll nie wieder »Pferdearsch« zu mir sagen

Meine Gründe und ich

Meine Absicht

Ich _____

_____

Meine Gründe
(Listen Sie mindestens 5 Gründe auf, warum Sie Ihre Absicht in
Handlung umsetzen wollen)

_____

_____

_____

_____

_____

_____

_____

Wenn Sie nun eine Liste von ehrlichen und guten Gründen zusammengestellt haben, geht es weiter mit ein wenig Bastelei. Hierzu schreibt man jeden Grund auf ein kleines Stück Papier, bis man so viele Papierschnipsel hat wie Gründe. Und diese Schnipsel werden dann auf das nächste Arbeitsblatt mit dem Titel »Eigene Gründe, fremde Gründe« gelegt. In der Mitte dieses Arbeitsblattes ist ein kleiner Kreis eingezeichnet, der das Eigene symbolisiert. Die Peripherie des Arbeitsblattes ist durch einen großen Kreis angedeutet, der das Fremde kennzeichnet. Die Aufgabe besteht nun darin, die Papierschnipsel in den Raum zwischen den beiden Kreisen einzuordnen, und zwar nach dem Gehalt an Eigenheit, den die Gründe gefühlsmäßig aufweisen. Diese Arbeit soll nicht mit dem Verstand, sondern rein gefühlsmäßig vorgenommen werden. Manchen Menschen hilft die Vorstellung, dass der kleine Eigen-Kreis in der Mitte einen Magnet darstellt, der die Gründe nach dem Ausmaß ihrer Eigenheit bzw. Fremdheit anzieht oder abstößt.

Warum wird diese Aufgabe so umständlich mit Papierschnipseln in einem Kreis durchgeführt? Weil durch diese Anordnung das adaptive Unbewusste aktiviert wird. Man könnte die Gründeliste auch in einer zweispaltigen Tabelle nach eigen/fremd sortieren. Allein durch die Optik der Tabelle wird jedoch ein Prozess gestartet, der die Informationen verstandesmäßig bearbeitet. Wir suchen aber die Einschätzung des adaptiven Unbewussten. Durch das handwerkliche, sinnesbezogene Vorgehen mit den Papierschnipseln in der Kreisfläche startet das adaptive Unbewusste. Wichtig ist bei dieser Übung, dass Sie mit den Gründen auf den Papierschnipseln spielen und schauen, wie sie sich zueinander verhalten, das kann richtig dynamisch werden. Wenn man das Gefühl hat, die Gründe liegen jetzt richtig, dann – erst dann – kann man die Anordnung der Gründe in das Arbeitsblatt eintragen. Wenn man zu früh mit dem Eintragen anfängt, stört man unter Umständen die sich entwickelnde Dynamik. Man kann sich für diese Aufgabe ruhig 5 bis 10 Minuten Zeit nehmen. Ich zeige Ihnen wieder ein Beispiel.

Eigene Gründe, fremde Gründe

Meine Absicht

Ich *will dünn sein*

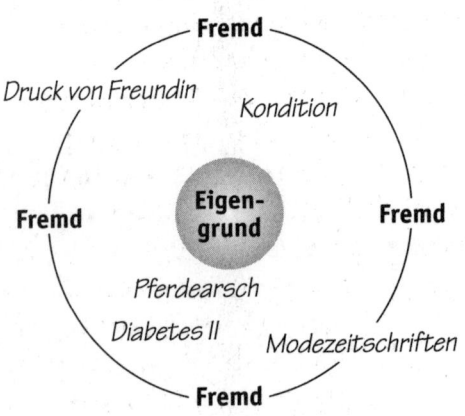

Meine Gründe und ich

Meine Absicht

Ich _____

_____

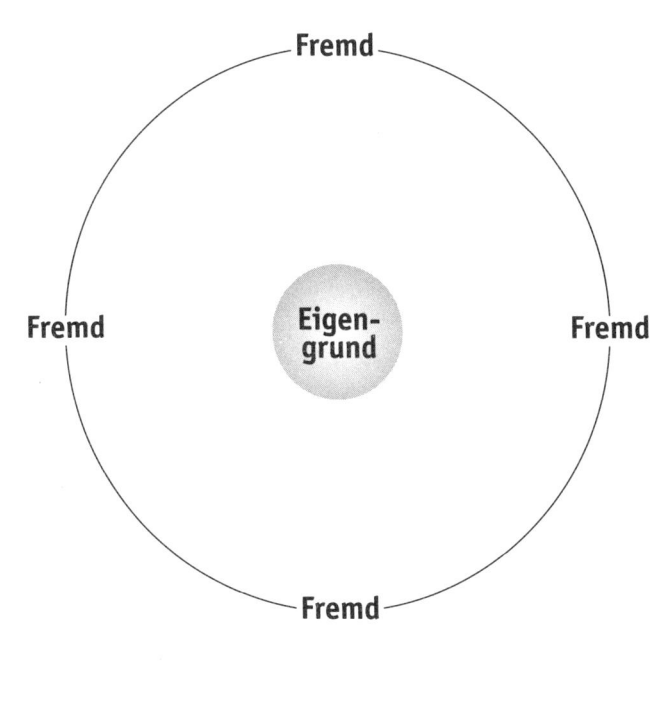

Sie haben jetzt also die Gründe aufgelistet, die dazu geführt haben, dass Sie Ihre Absicht überhaupt gefasst haben. Dann haben Sie Ihre Gründe danach sortiert, ob es eigene Gründe sind oder fremde. Sie sollten jetzt einen Überblick über die Aliens haben, die sich in Ihre Psyche eingeschlichen haben. All diejenigen Gründe, die in Richtung Rand gerutscht sind, können Sie getrost aus Ihrem Leben verabschieden. Diese Gründe sind nicht in der Lage, selbstregulierende Willenskraft zu erzeugen. Das können nur diejenigen, die im Zentrum des Blattes stehen, die also ihre eigenen Gründe sind. Diese Gründe sind die guten Gründe. Die Menge spielt dabei keine Rolle. Wenn da ein einziger guter Grund steht, kann man damit prima Willenskraft erzeugen. Wenn jemand drei Gründe im Zentrum stehen hat – kein Problem, dann arbeitet man mit allen dreien gleichzeitig. Im nächsten Kapitel werde ich zeigen, wie man mit diesen guten Gründen Willenskraft erzeugt.

Bevor wir aber damit beginnen, sollte man sich bei den Gründen, die im Zentrum des Blattes stehen, sicherheitshalber die Frage stellen: Ist meine Absicht der geeignete Weg, um meinem Ziel näher zu kommen, oder gibt es Strategien, die dazu besser geeignet wären? Wenn man Ruhe vor der Nörgelei der Frau haben will, wäre es nicht besser, der Frau mitzuteilen, dass man Ruhe haben will, statt am Gewicht herumzubasteln? Wenn man zukünftige Kränkungen vermeiden will, könnte man das nicht mit einer sorgfältigeren Auswahl der männlichen Beziehungs-Kandidaten auch gut in den Griff kriegen? In diesen Fällen lässt man die alte Absicht fallen und fasst eine neue, passgenauere Absicht. Zum Beispiel: »Eine Aussprache mit meiner Frau herbeiführen« oder »Mir einen Mann suchen, der mir gefällt und dem ich auch gefalle«.

Nachdem jetzt sozusagen das Gründearchiv ausgemistet ist und die guten Gründe von schlechten Gründen getrennt sind, können wir den nächsten Schritt tun.[16]

5. Kapitel

Wenn das Schmusekätzchen die Krallen ausfährt:
Gute Gründe mit Willenskraft versehen

Wenn man einen guten Grund dafür gefunden hat, mit dem eigenen Körper arbeiten zu wollen, dann hat man bereits einen gewaltigen Schritt zur Erzeugung von selbstregulierender Willenskraft zurückgelegt und ist damit dem Ich-Gewicht schon recht nahe gekommen. Man kann sich dann nämlich sicher sein, dass man sich nicht zu etwas zwingen muss, das sich von außen unbemerkt in das eigene psychische System eingeschlichen hat und gar nicht zu einem passt. Wenn Sie sich im Moment noch nicht ganz sicher sind, ob Sie einen eigenen Grund für sich schon zuverlässig identifiziert haben, machen Sie sich keine Sorgen, das geht anderen Menschen auch so. Kürzlich traf ich einen jungen Mann aus der Werbebranche, der daran arbeitete, sich fit zu halten, vier Monate nach der Arbeit an der Gründeliste wieder.

»Die Arbeit an den eigenen Gründen hat mich die ganze Zeit nicht losgelassen«, erzählte er. »Ich habe irgendwie gespürt, dass ich auch im Seminar noch nicht den eigentlichen Grund getroffen hatte. Und ich konnte zu Hause nicht aufhören, darüber nachzudenken. An den anderen Leuten aus der Gruppe habe ich ja gesehen, wie sicher sie sich teilweise waren. Bei mir war das nicht so, die letzte Sicherheit hab ich nicht gefunden. Ich habe eine Liste nach der anderen gemacht, ich habe sogar angefangen, Werbeanzeigen für mich selbst zu entwerfen– das ist ja mein Metier. Und nach einiger Zeit bin ich darauf gekommen, dass ich überhaupt erst einmal lernen musste, wer ich bin und wie man eigene Gründe erzeugt.

Ob du es glaubst oder nicht – ich hatte gar keine eigenen Gründe, ich hatte nur fremde. Ich erkläre mir das so, dass mein Beruf mir komplett die Sicht auf mich selbst verstellt hat. Ich mache ja täglich nichts anderes, als zu versuchen, fremde Gründe in die Gehirne von Menschen zu pflanzen, und wegen dieser Arbeit wimmelt es in meinem Gehirn von fremden Gründen. Lauter blödsinnige Bilder davon, wie ein Mann zu sein hat. Tough, cool, reich, fit, markantes Kinn. Nichts davon bin ich eigentlich, und nichts davon passt zu mir. Ich habe keinen Spaß am Sport, ich habe keinen muskulösen Körperbau, und mein rundes Gesicht ist alles andere als markant. Das Kinn könnte ich nur mit einer Schönheits-OP hinkriegen. Weißt du, was ich seit dem Seminar mache? Ich unternehme überhaupt noch nichts in Richtung Fitness, sondern beschäftige mich eigentlich ausschließlich damit, somatische Marker zu bemerken und einzuschätzen. Und seit ich das mache, schlafe ich besser, und meine Freundin sagt, ich sei ausgeglichener. Ob das Fitness-Thema für mich interessant ist, werde ich wahrscheinlich erst in einigen Wochen wissen, es ist mir auch gar nicht mehr wichtig. Das Wichtigste, das ich gelernt habe, war für mich die Unterscheidung von eigenen Gründen und fremden Gründen. Das wird große Auswirkungen auf mein ganzes weiteres Leben haben. Zum Glück hab ich diesen Unterschied rechtzeitig kennengelernt!«

So wie diesem jungen Mann geht es vielen Menschen. Wer sich bisher noch nie systematisch damit beschäftigt hat, diese Differenzierung vorzunehmen, muss zunächst mal lernen, eigene von fremden Gründen zu unterscheiden. Das kann durchaus seine Zeit dauern.

Angenommen, es ist so weit und Sie haben einen (oder mehrere) Gründe identifiziert, von denen Sie sicher sind, dass es Ihre eigenen sind. Dann haben Sie das Material zusammen, um sich selbstregulierende Willenskraft zu erschaffen. In den meisten Fällen muss der gute Grund jedoch noch in eine bestimmte sprachliche Form gebracht werden, damit das adaptive Unbewusste anfangen kann, seine automatisch ablaufende und damit mühelose Arbeit zu tun. Die Form, die der gute Grund benötigt, hat viel mit der Arbeitsweise des adaptiven Unbewussten zu tun, die in den früheren Kapiteln vorgestellt wurde. Das adaptive Unbewusste funktioniert ja bekanntlich nach ganz anderen Regeln als der bewusste Verstand. Es benötigt darum auch eine ganz andere Art von Anweisung, um in der Art und Weise tätig zu werden, dass der gute Grund vom Unbewussten unterstützt und nicht behindert wird. Ein wichtiger Unterschied zwischen adaptivem Unbewussten und bewusstem Verstand ist, wie Sie schon wissen, die unterschiedliche Fähigkeit, mit der Zukunftsdimension umzugehen. Während das adaptive Unbewusste im Hier und Jetzt lebt, orientiert sich der bewusste Verstand an langfristigen Zielen.

Immer, wenn irgendeine Absicht umgesetzt werden soll,

die weit in die Zukunft hineinragt, muss das unterschiedliche Zeitempfinden der beiden Systeme berücksichtigt werden. Denn jede Absicht, die lange aufrechterhalten werden soll, muss sich irgendwann bewähren angesichts von Hindernissen, Durststrecken oder alternativen Verführungen. Dies betrifft nicht nur den Umgang mit dem eigenen Körper, sondern zum Beispiel auch das Durchhalten während einer Ausbildung, einer langfristigen Beziehung oder eines Hausbaus. Weil es der Umwelt meistens egal ist, welche Ziele ein Mensch verfolgt, muss die betreffende Person sich selbst darum kümmern, dass sie ihre Absicht beschützt. Das adaptive Unbewusste kann bei diesem Unternehmen gute Dienste leisten, wenn man es rechtzeitig mit ins Boot geholt hat. »Goal-shielding« – Ziel-Abschirmung – nennt man diesen Vorgang in der Psychologie[17]. Eine Ziel-Abschirmung tritt dann auf, wenn das adaptive Unbewusste und der bewusste Verstand beide am selben Strang ziehen. In der Wissenschaft spricht man von der Synchronisierung des unbewussten und des bewussten Systems. Wenn diese Synchronisierung stattgefunden hat, sorgt das adaptive Unbewusste optimal dafür, dass die Absicht geschützt wird. Informationen, die die Absicht gefährden könnten, werden nämlich übersehen, kommen niemals zu Bewusstsein und müssen darum auch gar nicht durch bewusste Selbstkontrolle mühsam im Zaum gehalten werden. Gleichzeitig werden Informationen, die zielführend sind, mit besonderer Aufmerksamkeit wahrgenommen. Das Gehirn produziert hierzu eine Wahrnehmungsbereitschaft, die im Dienste der Zielerreichung steht. Was dazu passt, fällt besonders auf, was nicht dazu passt, wird übersehen. Viele Menschen haben solch eine Verfassung bei sich selbst oder bei anderen schon erlebt. Sie ist dadurch erkennbar, dass man glaubt, dass sich die Zeichen häufen, dass eine bestimmte Entscheidung die richtige war. »Und stell dir vor, gerade nachdem ich mich entschlossen hatte, zu kündigen, läuft im Radio der Song ›Freedom‹! Das kann doch kein Zufall sein!« oder »Jetzt haben wir so lange hin und her überlegt, ob wir eine Wohnung kaufen sollen oder nicht, und da steht doch tatsächlich in der Morgenzeitung, dass in diesem Gebiet Immobilienerwerb die Geldanlage überhaupt ist«. Oftmals beschreiben Menschen dann, dass sie das Gefühl hätten, also würde der Alltag voll wegweisender Situationen sein, die die Richtigkeit der Absicht bestätigen. Manche sprechen in diesem Zusammenhang auch von Schutzengeln, die Hinweise geben. Die Idee, dass höhere Mächte dann das eigene Geschick leiten, kommt daher, dass der Vorgang der Ziel-Abschirmung völlig außerhalb der bewussten Wahrnehmung verläuft. Weil sich auf einmal alles so harmonisch zu fügen scheint, liegt der Glaube an ein Wunder nahe. Das Schöne daran ist: Diese Wunder gibt es wirklich, und sie sind noch dazu selbst gemacht, man muss nicht auf höhere Mächte warten. Und natürlich wird auch das Ich-Gewicht mit Ziel-Abschirmung unterstützt, das ist einer der Faktoren, die das Ich-Gewicht von Maßnahmen zur Selbstkontrolle unterscheiden.

Wie bekommt man nun das adaptive Unbewusste mit ins Boot? Das Prinzip, nach dem die Ziel-Abschirmung funktioniert, ist ganz einfach. Das adaptive Unbewusste möchte

Angenehmes bekommen und Unangenehmes vermeiden. In diesem Sinne funktioniert auch das Bewertungssystem der somatischen Marker. Plus oder Minus, positiv oder negativ, gefällt mir, gefällt mir nicht. Die Kunst der Synchronisierung von adaptivem Unbewussten und bewusstem Verstand besteht darin, langfristige Ziele so zu formulieren, dass sie jederzeit positive somatische Marker hervorrufen. So ist es möglich, das adaptive Unbewusste permanent und im Hier und Jetzt in Richtung auf die Absicht zu verlocken, weg von der konkurrierenden Reizumwelt, die unter Umständen ebenfalls starke positive Signale aussenden kann.

Falls man zum Beispiel ein bisschen darauf achten will, wann man satt ist, um dann konsequent aufzuhören mit der Nahrungszufuhr, fragt es sich also, wie man es hinkriegt, dass es attraktiv erscheint, auf den Nachschlag Erdbeereis mit Schlagsahne (Hmmmmm, Yammi, Yammi) zu verzichten. Falls man drei Mal in der Woche ins Yoga gehen will, weil man gemerkt hat, dass es dem Körper und der Seele guttut: Was tut man, wenn zur selben Zeit im Fernsehen eine Wiederholung der Lieblingsserie läuft? Wie schafft man es, sich dazu zu bringen, die Yoga-Tasche zu schnappen und das Haus zu verlassen, ohne dass das mit Zwang und Selbstkontrolle verbunden ist?

Darüber werde ich in diesem Kapitel schreiben. Es geht darum, den guten Grund in eine attraktive sprachliche Form zu bringen, die vom adaptiven Unbewussten leicht und schnell verstanden wird und starke positive somatische Marker auslöst. Die gute Nachricht ist, dass es tatsächlich genügt, an der sprachlichen Form zu arbeiten. Denn das adaptive Unbewusste schickt seine 200-Millisekunden-Bewertung auch auf der Basis einzelner Worte, das haben wir ja schon ausprobiert. Die schlechte Nachricht ist die, dass man unter Umständen eine ganze Weile basteln muss, bis man eine gute Variante gefunden hat. Aber manchmal geht es auch überraschend schnell, und der Aufwand lohnt sich auf jeden Fall, denn so eine mühelose Willenskraft mit automatischer Ziel-Abschirmung ist eine tolle Sache, wenn sie mal zu arbeiten beginnt. Darum: frisch ans Werk!

Insgesamt müssen drei Checks durchlaufen werden, um den guten Grund zu einer leckeren Speise für das adaptive Unbewusste zu machen.

Check 1: Annäherungsziel statt Vermeidungsziel

Zu diesem Thema wurde in der Psychologie sehr viel geforscht, weil es sehr konsequenzenreich für die psychische Gesundheit ist. Es handelt sich hierbei darum, was jemand zum Inhalt der Absicht, die er oder sie verfolgen will, macht. Zum einen gibt es die Möglichkeit, das in Sprache zu fassen, was man anstrebt. »Ich möchte muskulöse Oberarme haben.« Dann gibt es aber auch die Möglichkeit – und viele Menschen benutzen diese Variante –, das in Sprache zu fassen, was man vermeiden will. »Ich möchte meine wabbeligen Oberarme loswerden.«

Im einen Fall formuliert man das, was man erreichen will, darum heißt diese Variante »Annäherungsziel«. In der Variante Annäherungsziel wird der anzustrebende Kern der ei-

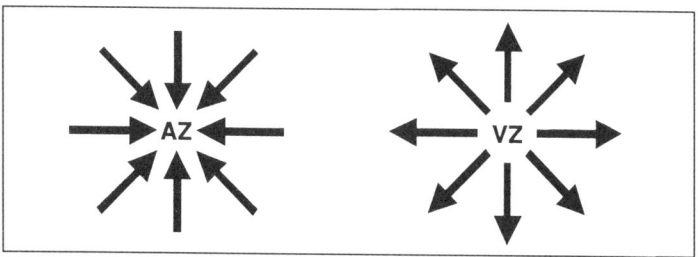

Annährungsziele und Vermeidungsziele

genen Absicht in Sprache gefasst. Ein Vermeidungsziel hingegen fasst das in Sprache, was vermieden werden soll, den abschreckenden Kern der eigenen Absicht. Nahezu jedes Thema, an dem Menschen arbeiten wollen, kann jeweils in beiden Varianten formuliert werden. »Ich möchte heiraten« (Annäherungsziel) oder »Ich möchte nicht mehr länger alleine sein« (Vermeidungsziel). »Ich möchte mir einen Kombi kaufen« (AZ) oder »Ich möchte nicht mehr länger in der kleinen Kiste rumfahren« (VZ). »Wir müssen gucken, dass Oma über Weihnachten ein eigenes Zimmer bekommt« (AZ) oder »Wir müssen aufpassen, dass Oma über Weihnachten nicht wieder alle nervt mit ihrem Ruhebedürfnis« (VZ). Sei es, dass man darüber verhandelt, dass Julian täglich seine Hausaufgaben macht (AZ) oder nicht so viel am Computerspiel hockt (VZ), oder sei es, dass man der Liebsten mitteilen will, dass man beim Frühstück in Ruhe die Morgenzeitung lesen will (AZ) oder beim Frühstück nicht angequatscht werden möchte (VZ) – egal, was das Anliegen ist, jedes Anliegen hat einen anzustrebenden und einen abschreckenden Kern. Es scheint so, als sei es eigentlich egal, wie man das Anliegen in Sprache fasst, denn die daraus resultierende Handlung ist ja jedes Mal die gleiche. Vor dem Altar werden die Ringe getauscht, der Kombi steht in der Garage, Oma nervt nicht, weil sie in der Pension Holderbusch residiert, Julian macht die Hausaufgaben, und beim Frühstück herrscht wohltuendes Schweigen. Die resultierende Handlung ist bei beiden Varianten dieselbe, das ist richtig. Aber die psychischen Vorgänge, die zu dieser Handlung führen, sind für beide Varianten grundverschieden.

Annäherungsziele kann man im Selbstregulationsmodus verfolgen, Vermeidungsziele bedürfen der dauernden Selbstkontrolle. Ein Mensch, der seine Absichten über Vermeidungsziele zu steuern versucht, erlebt dadurch automatisch mehr negative als positive Emotionen. Wie kommt das? Vermeidungsziele kann man nie ganz erreichen, man muss immer vorsichtig sein und befindet sich darum oft in einem Zustand ängstlicher Anspannung. Vermeidungsziele ermöglichen keine effiziente Zielverfolgung und keine echten Erfolgserlebnisse, die aus dem Erreichen eines Zieles oder der Etappe auf dem Weg zu einem Ziel resultieren können. Gute Gefühle tauchen allenfalls als eine Erleichterung oder eine Entlastung von Sorgen auf, die aber meistens nur kurzfristig zu spüren sind, denn die Vermeidung findet ja kein eigentliches Ende.

Dass der Unterschied zwischen Annäherungszielen und Vermeidungszielen keine Wortklauberei von ein paar hypersensiblen Psychologen ist, zeigt eine Fülle von wissenschaftlichen Studien über den Zusammenhang von Vermeidungszielen und psychischer Gesundheit:

Menschen, die hauptsächlich mit Vermeidungszielen arbeiten, haben ein schlechteres Wohlbefinden, schlechteres Selbstwertgefühl und eine schlechtere psychische Gesundheit.
(Grawe, 2004, S. 284)

Also besteht der erste Check, den der gute Grund durchlaufen muss, darin, ein Vermeidungsziel, falls vorhanden, in ein Annäherungsziel umzuwandeln. Das ist manchmal ganz einfach, ich gebe Ihnen hierzu eine Tabelle mit Beispielen:

Vermeidungsziel	Annäherungsziel
Ich möchte das Herzinfarktrisiko vermindern.	Ich möchte ein gesundes Herz.
Ich möchte kein Moppel mehr sein.	Ich möchte schlank sein.
Ich möchte keine Sackkleider mehr tragen.	Ich möchte modische Kleidung tragen.
Ich möchte nicht unbeweglich schlapp sein.	Ich möchte beweglich und fit sein.
Ich möchte nicht so kurzatmig sein.	Ich möchte einen freien Atem.
Ich möchte den Bauch loswerden.	Ich möchte mich gut bücken können.

In der Liste stehen allesamt Beispiele dafür, wo die sprachliche Änderung einfach und flott über die Bühne geht. Im Vermeidungsziel ist enthalten, was man nicht will, im Annäherungsziel formuliert man, was man will. Nun gibt es aber einige Vermeidungsziele, bei denen ist es gar nicht so einfach, sie in ein Annäherungsziel umzuwandeln. Eine 46-jährige Kauffrau hat als Hauptgrund herausgefunden: »Ich will nicht so werden wie meine Mutter.« Ein klares Vermeidungsziel, mit dem übrigens viele Menschen in ähnlicher Weise arbeiten. »Oh Gott, wenn ich mir meinen Vater anschaue und denke, dass ich diese Gene habe, dann gibt's nur eins: Sport bis zum Umfallen. So wie der will ich mit 60 nicht aussehen!« Die Beispiele haben gemeinsam, dass sie mit abschreckenden Möglichkeiten des eigenen Werdegangs arbeiten. In der Psychologie ist die Möglichkeit, sich Ziele zu setzen, indem man mit zukünftigen Möglichkeiten des eigenen Werdegangs arbeitet, gut erforscht, man nennt sie auf Englisch »possible selves«, übersetzt heißt das etwa »mögliche Selbste«[18]. Auch mögliche Selbste können entweder als Annäherungsziel oder als Vermeidungsziel aufgebaut sein. Menschen können ihre eigene Entwicklung an angestrebten möglichen Selbsten orientieren oder an abschreckenden. Es ist immer fruchtbar, sich diesbezüglich zu erforschen, denn mögliche Selbste tummeln sich manchmal im Innenleben, ohne dass man sie je bewusst bemerkt hat.

Die Kauffrau hatte praktisch ihr ganzes Leben darauf ausgerichtet, nicht so zu werden wie ihre Mutter. Ihre gesamte Lebensführung war von diesem abschreckenden möglichen

Selbst dominiert. Wenn Sie mal ganz kurz ein kleines Ge-
dankenexperiment machen und sich vorstellen, wie es ist,
das eigene Handeln nach solch einer Absicht auszurichten,
dann wird unmittelbar klar, wie viel ängstliche Anspannung
und negative Emotionen solch ein Vorsatz mit sich bringt.
Nicht so zu werden wie die Mutter erfordert eine Selbstbeob-
achtung rund um die Uhr. »Laufe ich wie meine Mutter?«,
»Rede ich wie meine Mutter?« »Lache ich wie meine Mutter?« »Decke ich den Tisch wie meine Mutter?« Solch ein
Vorsatz umfasst unendlich viele Einzelheiten, so dass die
Anspannung keine Sekunde nachlassen darf. Doch wenn
man nun versucht, dieses Vermeidungsziel in ein Annäherungsziel zu verwandeln, dann ist das auf Anhieb gar nicht
so einfach. Denn die Frage heißt: »Wie will ich denn sein?«
Das Leben lang hat man sich mit einem abschreckenden
möglichen Selbst gesteuert. Und jetzt braucht man auf einmal ein angestrebtes mögliches Selbst. Und so ein Ding fällt
nicht vom Himmel, das ist Arbeit an der eigenen Identität.
Bei der Kauffrau war der Prozess, den ich in diesem Buch beschreibe, bis zu diesem Check recht einfach und flott verlaufen. Bei dieser Aufgabe setzte jedoch das große Nachdenken
ein. Wie ein Annäherungsziel in einem solchen Fall aussehen könnte, ist wirklich nicht leicht vorzustellen. Da müssen oft einige Möglichkeiten in Ruhe durchdacht werden.
Will ich offener sein als meine Mutter? Will ich fröhlicher
sein als meine Mutter? Will ich erotischer sein als meine
Mutter? Will ich verführerischer sein als meine Mutter? Will
ich selbstbewusster sein als meine Mutter? Will ich lebens-
lustiger sein als meine Mutter? Die Kauffrau entschied sich

nach einem ausgiebigen Gespräch mit der besten Freundin dafür, dass sie ihren Körper mehr lieben und beachten wollte, als ihre Mutter sich das selbst gegönnt hatte.

Sie sehen: Es kann sehr unterschiedlich sein, welche Etappe auf dem Weg zur selbstregulierenden Willenskraft für einen Menschen die entscheidende ist. Sei es, dass ein Mensch überhaupt erst lernen muss, was die eigenen Absichten sind, weil er bis jetzt voller fremder Bilder und Vorstellungen war, sei es, dass ein Mensch noch spüren übt, wie sich somatische Marker anfühlen, oder sei es, dass ein Mensch sich das erste Mal in seinem Leben ein eigenes angestrebtes Selbst bastelt. Es gibt auf dem Weg zur selbstregulierenden Willenskraft und zum Ich-Gewicht kein »besser« und kein »schlechter«. Wichtig ist, dass der Weg systematisch, Schritt für Schritt gegangen wird und dass man an jeder Etappe so lange verweilt, bis man das sichere Gefühl hat, die jeweilige Aufgabe gut gelöst zu haben. Alle Zeit der Welt steht zur Verfügung, kein Mensch redet von Eile.

Zum Abschluss von Check 1 möchte ich noch über eine teuflisch versteckte Variante von Vermeidungszielen sprechen, die man auf Anhieb oft gar nicht bemerkt. Dies sind Worte, bei denen die Vermeidung ein Teil des Wortes selbst ist. Zum Beispiel Worte, die die Vorsilbe UN-aufweisen. UN-verletzlich, UN-abhängig, UN-beschwert: Sagen Sie stattdessen lieber »gut geschützt« oder »frei und selbstständig« oder »mit Leichtigkeit«. Hemmungs-LOS hat die Vermeidung hinten angehängt. Besser ist: »spielerisch« oder »nach Lust und Laune«.

Ebenfalls versteckte Vermeidungsziele sind alle Arten von Komparativen. Obwohl sie nach Annäherungsziel aussehen, zwingen Komparative das Unbewusste, das Abschreckungsbild zu starten, um ihm dann zu entfliehen. »Ich möchte beweglicher werden.« Lassen Sie diese Aussage einmal in Ruhe auf sich wirken. Um zu wissen, was beweglich-ER ist, braucht das Unbewusste eine Vergleichsgröße. Und nach was muss es suchen, um den Vergleich zu beweglich-ER zu haben? Genau. Es sucht nach dem abschreckenden Ausgangsbild von etwas Unbeweglichem. Es sucht zu den Worten, die man ihm anbietet, die konkreten, sinnesbezogenen Erfahrungen und Erinnerungen. Geben Sie dem adaptiven Unbewussten darum gleich ganz gezielt die Information, die auf das Angestrebte verweist. Der Satz: »Ich möchte besser atmen können« wird zu »Ich möchte gut atmen können«. »Ich möchte mich attraktiver fühlen« wird zu »Ich möchte mich attraktiv fühlen«. »Ich möchte ein besseres Lebensgefühl« wird zum Beispiel zu »Ich möchte ein lustvolles Lebensgefühl«. Wenn man bei einem Wort nicht sicher ist, ob sich darin ein verstecktes Vermeidungsziel aufhält, zerlegt man dieses Wort in seine Einzelteile und prüft zu jedem Einzelteil die entsprechende Sinneserfahrung. Wenn sich ein Bild einstellt, das angestrebt werden kann, ist Check 1 durchlaufen. Wenn etwas auftaucht, das Vermeidung auslöst, benötigt man ein anderes Wort.

Das Arbeitsblatt hierzu finden Sie am Schluss des Kapitels. Sie können gleich jetzt überprüfen, ob Ihr guter Grund als Annäherungsziel formuliert ist, und ihn dort in das vorgesehene Feld eintragen, oder Sie lesen erst noch, was es mit den anderen Checks auf sich hat, und füllen das Arbeitsblatt dann aus.

Ich habe jetzt viel zum Thema Vermeidungsziele und Annäherungsziele gesagt. An dieser Stelle ist es notwendig, eine Anmerkung zum Thema »Positives Denken« und den damit einhergehenden Listen von positiven Affirmationen einzufügen. Die Technik des positiven Denkens hat aus wissenschaftlicher Sicht einen wahren Kern und einige Elemente, die falsch sind. Der wahre Kern besteht darin, dass durch die Art und Weise, wie die meisten Affirmationen formuliert sind, Annäherungsziele erzeugt werden. Das ist lobenswert und gesundheitsförderlich. Abgesehen davon, dass einige Affirmationen aufgrund mangelnder Professionalität versteckte Vermeidungsziele beinhalten, wie zum Beispiel die bekannte Affirmation: »Von Tag zu Tag geht es mir besser und besser«, die sogar gleich zwei Komparative in sich birgt, besteht der größte Mangel am positiven Denken in den berühmten Listen. Mir liegen ganze Bücher voller Listen mit Affirmationen vor, für jede Lebenslage, für verschiedene Krankheiten oder für die einzelnen Sternzeichen. Diese Listen sollten mit Vorsicht behandelt werden, denn sie haben alle eines gemeinsam: Sie sind fremde Listen und keine eigenen. Erinnern Sie sich, wie konsequenzenreich es für das psychische System sein kann, wenn sich ein Alien einschmuggelt? Wenn Sie sich täglich oder sogar mehrfach täglich Affirmationen vorsagen, die jemand anderes erfunden hat, ist die Gefahr riesig, sich etwas Fremdes einzuverleiben. Und ein Alien im psychischen System ist niemals und unter gar keine Umständen gesund.

Alles, was Sie an Absichten in Ihrem Leben bearbeiten wollen, muss als allererstes und wichtigstes Hauptkriterium einer einzigen Regel gehorchen: Ihre Absicht muss selbst gemacht sein. Es muss Ihre eigene Absicht sein, die Sie verfolgen. Sie brauchen keine vorgekauten Listen, Sie können sich selbst eine gute Absicht basteln. Alles, was Sie dazu wissen müssen, beschreibe ich in diesem Buch. Ob die Absicht für Sie stimmt oder nicht, das prüfen Sie mit Ihren somatischen Markern. Sie selbst haben alles, was Sie brauchen, um eigene Absichten zu entwickeln, um angestrebte Selbste zu erschaffen und um mit den somatischen Markern herauszufinden, ob Ihre Absichten zu Ihnen passen. Alle Beispiele, die ich in diesem Buch an den einzelnen Etappen zur Entwicklung von selbstregulierender Willenskraft beschreibe, dienen nur der Illustration. Sie sind nicht im Sinne von Listen zu verstehen, die man übernehmen sollte. Eine gute Absicht ist immer selbst gemacht, denn erst dann ist es wirklich ihre eigene. Hausmacher Leberwurst schmeckt besser als Industriewurst, und bei Omas Erdbeermarmelade weiß man, was drin ist. Genauso ist es mit den eigenen Annäherungszielen – eigentlich ganz einfach, wenn man es sich erst einmal klargemacht hat.

Check 2: Autonomie statt Abhängigkeit

Der zweite Check, den der gute Grund durchlaufen muss, wenn er selbstregulierende Willenskraft erzeugen soll, untersucht, ob es in der eigenen Macht steht, die Absicht umzusetzen, also um Autonomie. Es geht darum, ob ein Mensch sich in der Lage sieht, etwas aus eigener Kraft, mit den eigenen Mitteln zu erreichen. In der Psychologie nennt man diese Einstellung zu sich selbst und den eigenen Fähigkeiten und Möglichkeiten »Selbstwirksamkeit«. Selbstwirksamkeitserleben, das heißt, das Gefühl, mit guter Erfolgsaussicht aktiv werden zu können, ist der beste Schutz vor Stress, es kann Angst und Depression verhindern, Optimismus und gute Gefühle erzeugen, das Immunsystem positiv beeinflussen und ist insgesamt eines der wichtigsten Elemente für psychische Gesundheit und das ganz normale alltägliche Wohlbefinden[19]. Was auch immer Menschen sich vornehmen, es sollte Selbstwirksamkeit ermöglichen. Schauen wir uns einige typische Gesundheitsziele im Hinblick auf Selbstwirksamkeit näher an. »Ich gehe mit meiner Frau zusammen sonntagmorgens joggen«, nimmt sich ein Manager eines mittelgroßen Betriebs für Kartonagen vor. Ein Familienvater hat den Plan: »An den Wochenenden mache ich mit meiner Familie Bergwanderungen.« Beide Absichten passieren den Check 2 nicht, der überprüft, inwieweit die Männer in der Lage sind, ihre Absicht unabhängig von anderen in Handlung umzusetzen. Ein Mann, der regelmäßig sonntagmorgens joggen will, reduziert völlig überflüssigerweise seine Autonomie, wenn er seine Absicht an die Anwesenheit der Gattin koppelt. Der Familienvater teilt seine eigene Autonomie nicht nur durch zwei, wie es der Kartonagen-Manager tut, nein, er teilt seine Autonomie durch vier, denn seine Absicht erfordert die Anwesenheit seiner Gattin, seiner 12-jährigen Tochter und des 15-jährigen Sohnes. Es ist natürlich nicht verboten, solche Absichten zu hegen und als Wunsch mit sich herumzutragen. Man muss sich nur darüber im Klaren sein, dass man durch diese Art von Absicht das eigene Gefühl von Selbstwirksamkeit reduziert und dass solche Absichten absolut ungeeignet sind, um selbstregulierende Willenskraft zu erzeugen.

Was geschieht mit einer Absicht, die Check 2 nicht passiert? Sie wird in eine sprachliche Form gebracht, die der Autonomie-Forderung entspricht. Wenn es dem Kartonagen-Manager wirklich darum geht, sonntagmorgens zu joggen, dann sollte seine Absicht lauten: »Ich jogge jeden Sonntagmorgen.« Das genügt völlig, dazu braucht er keine Frau als Begleitung. Ob diese neue Variante vom adaptiven Unbewussten gutgeheißen wird, überprüft er anhand der somatischen Marker. Im Fall des Kartonagen-Managers war der Effekt deutlich. »Ja, das gibt einen deutlichen Zuwachs im Plus-Bereich«, teilte er mit. »Die Variante mit der Frau gab auf der Negativ-Skala noch ein Minus 25, das ist bei der neuen Variante ohne Frau verschwunden, ich bin jetzt bei Plus 60, keine gemischten Gefühle mehr.« Sein adaptives Unbewusstes, das ja aufgrund von Erfahrung die Gattin genau kennt, hatte die Erfolgserwartung, so heißt das in der Psychologie, seiner Absicht blitzschnell eingeschätzt. Mit dem negativen somatischen Marker im Wert von Minus 25 hat es eine Warnung geschickt, dass es den Erfolg dieser Absicht als gefährdet ansieht.

Ist das nicht eine wunderbare Sache? Jeder Mensch mit einem unverletzten und normal arbeitenden Gehirn kann davon ausgehen, dass er eine Art hauseigenes Risikomanagement von Geburt an mitbekommen hat, das aufgrund der gesammelten Lebenserfahrungen mit dem Umfeld und dem Wissen über die eigenen Reaktionen Erfolgskalkulationen durchführen kann und dieses Ergebnis innerhalb von 200 Millisekunden mitteilt! Ich selbst bin immer wieder aufs Neue fasziniert von diesen Vorgängen und finde es äußerst attraktiv, mich damit zu beschäftigen, wie dieses hochpotente Signalsystem im Dienste der selbstregulierenden Willenskraft konsequent genutzt werden kann. Wenn nämlich das innere Risikomanagement zum Schluss kommt, dass die Erfolgserwartung gefährdet ist, dann werden die negativen somatischen Marker immer ein leichtes Zögern vermitteln, das vor der Umsetzung einer solchen Absicht warnen soll. Eine solche Absicht wird nie richtig gewollt und kann dann nur im Selbstkontrollmodus in Handlung überführt werden. Dass man eine solche Absicht vielleicht besser fallen lässt, kann man sich unmittelbar vergegenwärtigen, wenn man an die unzähligen Streitigkeiten in Partnerschaften denkt, die mit Absichten verbunden sind, welche die Autonomie von zwei oder mehr Menschen durch unbedachte Verstrickungen behindern. Ob Museumsbesuch, Pilzwanderung im Schwarzwald oder Urlaubsfahrt mit der Transsibirischen Eisenbahn. Prüfen Sie um Himmels willen Ihre Möglichkeiten für Autonomie, bevor Sie damit anfangen, mit Ihrer Absicht andere Leute zu belästigen[20]. Suchen Sie stattdessen nach Ideen, wie sich Ihr Wunsch autonom umsetzen lässt.

»Aber das will ich nicht!«, rief der Familienvater an dieser Stelle aus. »Ich möchte am Wochenende etwas gemeinsam mit meiner Familie unternehmen, ich will weder alleine wandern noch mit einem Wanderverein! Es geht mir um die Familie!« Aha. Was liegt in diesem Fall vor? Ein bisher nicht als solcher erkannter guter Grund, der überhaupt nichts mit Sport, Fitness oder Gesundheit zu tun hat. Dieser Mann machte sich daran, seine guten Gründe neu zu sortieren. Der wichtigste gute Grund für diesen Familienvater hat, nach dem Erlebnis beim Autonomiecheck, einen völlig anderen Inhalt als bisher angenommen. Er wollte mit seiner Familie zusammen sein, das war das Wichtigste, Fitness war sekundär. Seine Absicht wurde neu in Sprache gefasst, weil der gute Grund sich geändert hatte: »Ich möchte am Wochenende etwas mit meiner Familie zusammen unternehmen.« Diese neue Variante hat den Vorteil, dass sie den wirklich wichtigen Grund beinhaltet, der den Familienvater überhaupt dazu veranlasst hatte, sich mit der ganzen Gesundheits- und Bewegungsthematik zu befassen. Sie hat jedoch immer noch einen Nachteil: Das Autonomieerleben ist in seinem Fall nach wie vor gefährdet. Beide Kinder befinden sich nämlich in der Pubertät, dies ist ein hochriskantes Alter für Eltern, um Familienunternehmungen einzufordern. Wie kann der Familienvater jetzt für sich eine Absicht bilden, die das in Sprache fasst, was ihm am Herzen liegt, und ihm zugleich autonome Gestaltungskraft ermöglicht? Er kann sich zum Beispiel vornehmen, sein Anliegen der Familie mitzuteilen. »Ich erkläre meiner Familie, wie viel mir an einem Zusammensein mit ihnen liegt.« Wenn das in einer ruhigen und freundlichen Atmosphäre geschieht und nicht nach Vorwurf oder versuchter Erpressung riecht, sind die Erfolgsaussichten so einer Bekanntmachung recht hoch. Der positive somatische Marker des Familienvaters bestätigte dies mit einem Plus 80. »Vermutlich ist es illusorisch, jedes Wochenende alle zusammenzukriegen«, wird ihm klar. »Ich werde diese Idee auf eine Woche Jahresurlaub beschränken und sorge einfach dafür, dass alle zusammen ein Urlaubsziel suchen, bei dem jeder einen positiven somatischen Marker hat. Man hat ja schließlich ein Jahr Zeit, sich etwas auszusuchen, das steigert dann außerdem die Vorfreude. An den Wochenenden ist es realistischer, paarweise oder höchstens zu dritt etwas zu unternehmen. Mit der Tochter kann ich zum Beispiel ins Kino, mit dem Sohn reicht eine halbe Stunde Spaziergang mit dem Hund, weil er im Moment sowieso so gut wie nichts redet. Und meine Frau ist sicher bei der Wanderidee mit von der Partie, und außerdem tut es uns beiden auch ganz gut, mal öfter wieder etwas nur zu zweit zu tun.« Was ist bei ihm aus der Gesundheits- und Fitnessidee geworden? »Eigentlich ging es mir nicht ums Fitwerden, sondern um Entspannung. Und entspannen kann ich nicht alleine, sondern dazu brauche ich andere Menschen und irgendeine Tätigkeit, die absolut nichts mit dem Beruf zu tun hat.«

Ein weiteres Beispiel möchte ich noch besprechen. Es geht um etwas, das oft auftritt und am Check 2 gestoppt wird. Eine freundliche, etwas stille, mollige junge Angestellte in einem Kosmetikstudio hat für sich als Hauptgrund, um an ihrer Figur zu arbeiten, Folgendes identifiziert: »Ich möchte eine höhere Akzeptanz der Mitmenschen.« Nachdem sie gründlich über mögliche Einflüsse aus Frauenzeitschriften und fremdbestimmten Schönheitsidealen nachgedacht hat, ist sie sicher, dass es ihr eigentlich nicht um die Schönheit als solche geht. Sie hat einen Freund, und der versichert ihr immer wieder, dass er jedes Pfund an ihr liebe und dass sie bitte so bleiben solle, wie sie sei. Sie ist auch nicht der Disco-Typ, der sich Abend für Abend mit anderen jungen Frauen auf der Tanzfläche messen muss, und will auch gar nicht mit anderen Männern flirten, denn sie wird ihren Freund vermutlich heiraten und sieht sich selbst als eher treu und anhänglich. Sie braucht nur einen Mann zum Glücklichsein.

Woher kommt dann die Unzufriedenheit mit dem eigenen Körper? »Die anderen Mädchen in dem Salon haben alle eine Top-Figur. Die meisten von ihnen haben ein Abo für ein Fitness-Studio, oft gehen sie auch nach der Arbeit, wenn mich mein Freund abholt, noch gemeinsam zum Work-out.« Sind die Kolleginnen denn bösartig zu ihr, fühlt sie sich ausgegrenzt oder wird über sie gespottet? »Nein, überhaupt nicht, das würde die Chefin auch gar nicht erlauben!«, verneint die junge Frau entschieden. »Es ist nur so ... irgendwie sind meine Kolleginnen so selbstbewusst, so sicher im Auftreten, das bewundere ich. Ich bin stattdessen richtig hausbacken, dann bin ich auch so still, ich sage eher nichts und fresse die Sachen in mich hinein, ich bewundere die anderen einfach und wäre auch gern so wie sie. Die können mit den Kundinnen ganz anders umspringen als ich, ich würde mich das nie trauen, so direkt zu sein, wie die oft sind.«

Aha. Die Absicht »Mehr Akzeptanz von Mitmenschen«, die die junge Dame als Grund fürs Abnehmenwollen identifiziert hat, wird aus zwei Gründen am Check 2 gestoppt. Erstens unterliegt die Akzeptanz der anderen nicht im Allergeringsten der eigenen Autonomie. Wenn ein Balletttänzer auf eine Gruppe Menschen stößt, die tanzende Männer für Weicheier und Warmduscher hält, dann ist das mit dem Wunsch nach Akzeptanz aus der Sicht des adaptiven Unbewussten eine hochriskante Sache. Wenn in einem Team die meisten beschlossen haben, eine Kollegin zu mobben, dann kann man sich Akzeptanz und Respekt wünschen bis zum Sankt Nimmerleinstag, man wird beides nicht bekommen. Es gibt jedoch zahlreiche andere Absichten, die man prima selbst in die Hand nehmen kann. Man kann sich vornehmen: »Ich vertrete meinen Standpunkt klar und deutlich«, oder man kann planen: »Ich suche mir Unterstützung und Hilfe.« »Ich kümmere mich nicht um die Meinung der anderen« ist in dem System, das ich vermittle, suboptimal, weil es kein Annäherungsziel, sondern ein Vermeidungsziel ist. Wenn man es in eine sprachliche Form bringt, die zum Beispiel lauten könnte: »Ich richte meine Aufmerksamkeit auf die Menschen, die mir guttun«, dann hat man eine Absicht für sich geschaffen, die Check 1 und Check 2 bravourös meistert und die eine innere Einstellung hervorruft, die handlungsfähig macht und aus der Opferrolle heraushilft. Vom abwartenden Reagieren kommt man ins aktive Handeln, das erhält gesund und reduziert den Stress. Hierzu gibt es Mengen von wissenschaftlichen Untersuchungen[21].

Zurück zu der jungen Frau aus dem Kosmetiksalon. Erstens unterliegt also die Akzeptanz der anderen überhaupt nicht dem eigenen autonomen Handeln, darum müsste die junge Frau ihre Absicht sowieso anders in Sprache fassen, und zweitens stellt sich heraus, dass die Akzeptanz der anderen auch gar nicht der eigentliche Grund für ihre Gewichts-Erwägungen war, sondern der Wunsch, sich gegenüber Kundinnen besser durchzusetzen, »besonders gegenüber der Frau Ritterlich-Turbenmeister, die legt es richtig darauf an, mich zu quälen. Als wäre ich eine Dienerin, so behandelt die mich.« Es geht also viel mehr darum, auch mal Zähne zu zeigen und das eigene harmoniebedürftige Wesen nicht von den falschen Menschen verletzen zu lassen. Nach einigen anderen Erwägungen, die Sie im weiteren Verlauf dieses Textes auch noch kennenlernen werden, formuliert die junge Frau folgende Absicht: »Meine Schmusekatze kann fauchen und Krallen zeigen, wenn es drauf ankommt.« Mit dieser Absicht ist sie richtig glücklich und fühlt sich gut gewappnet für den nächsten Besuch von Frau Ritterlich-Turbenmeister. Und das Abnehmen? »Eigentlich brauch ich das nicht«, meint sie. »Bei uns in der Familie sind alle Frauen mollig, wir kochen und essen gern, und mein Freund sagt sowieso immer, dass ihm die Hungerhaken-Frauen gar nicht gefallen. Mein Krallenkätzchen ist das, was ich brauche, das Gewicht ist im Vergleich dazu überhaupt nicht dringend.«

Check 3: Somatischer Marker 70 Plus

Check 3 stellt einen entscheidenden, wenn nicht sogar den entscheidenden Schritt bei der Erzeugung von selbstregulierender Willenskraft dar. Somatische Marker spielen nämlich eine außerordentlich zentrale Rolle für die Erzeugung von selbstregulierender Willenskraft.

Aus wissenschaftlicher Sicht gibt es einen bedeutsamen Unterschied zwischen einem Vorsatz, den man irgendwie und irgendwann einmal in die Tat umsetzen will (demnächst muss ich mal den Keller aufräumen, ich sollte mich mal wieder zur Dentalhygiene anmelden, die alten Batterien müssen mal in den Sondermüll, ich muss jetzt mal in Bayreuth anrufen, um zwei Karten zu bestellen, sonst wird das in diesem Leben nichts mehr mit dem »Ring«) und sogenannten »Intentionen«. Das sind Vorsätze und Absichten, die nicht nur nebulös im Absichtsgedächtnis für Unruhe sorgen, sondern vom gesamten Menschen inklusive des gesamten psychischen Systems und des eigenen Körpers gewollt – intendiert – werden. In Comiczeichnungen wird der Unterschied zwischen diesen beiden Formen der Beabsichtigung schon immer völlig unterschiedlich dargestellt, das sieht ungefähr so aus:

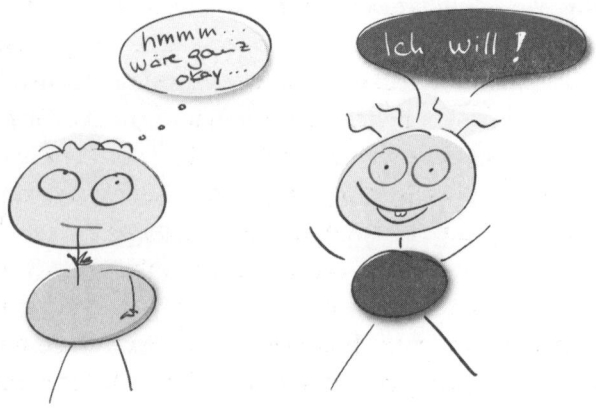

Diese beiden Formen der Beabsichtigung wurden von den Motivationspsychologen Heinz Heckhausen und Peter Gollwitzer intensiv erforscht. Sie unterteilten den Vorgang des zielrealisierenden Handelns in mehrere Phasen, und so entstand ein übersichtliches Handlungsphasenmodell, das Rubikonmodell. Mit dieser Systematik kann man ideal arbeiten, wenn man den Überblick darüber behalten möchte, was alles nötig ist, um einen Wunsch oder ein Bedürfnis in konkrete Taten zu überführen[22].

Der Rubikon ist ein Fluss in Oberitalien, an dem Julius Cäsar 49 vor Christus eine Intention gebildet hat, die Weltgeschichte geschrieben hat. Er hat sich dazu entschlossen, den Rubikon zu überschreiten und mit seinen Truppen Rom anzugreifen. Um die Unwiderrufbarkeit seines Entschlusses bildhaft zu untermauern, sagte er den berühmten Satz: »Alea iacta est«, den die meisten nicht aus dem Schulunterricht, sondern aus Asterix und Obelix kennen. »Der Würfel ist gefallen«, damit ist ausgedrückt, dass es keinen Weg zurück gibt, weil der Würfel jetzt auf dem Tisch liegt und damit Fakten geschaffen wurden. Solch einen innerpsychischen Rubikon muss jeder Entschluss, den ein Mensch fällt, überschreiten. Ist die Überquerung erfolgreich, dann fängt das adaptive Unbewusste an zu zaubern. Es setzt automatisch, ohne dass dazu weitere Selbstkontrolle oder bewusste Verstandeskraft benötigt wird, die Ziel-Abschirmung ein, von der schon die Rede war. Das ist hochattraktiv, nicht wahr? Und die meisten Menschen können sich auch an mindestens einen Moment in ihrem Leben erinnern, an dem solch eine Rubikonüberquerung stattgefunden hat. Meistens haben solche Entscheidungen mit langfristigen Zielen zu tun und bringen vorhersehbar lange Wegstrecken mit sich, die von Schwierigkeiten, Verzicht und Unlustgefühlen gesäumt sind. Der Entschluss, ein Studium aufzunehmen, wird oft in dieser Hinsicht erinnert, der Entschluss, ein Kind zu zeugen, der Entschluss, sich beruflich selbstständig zu machen, oder der Entschluss zu heiraten. Wenn die Intentionsbildung erfolgt ist, hat sie die wunderbare Eigenschaft, den Menschen mit einem Schutzschild gegen Widrigkeiten aller Art zu versehen, der ihm dabei hilft, seine einmal gebildete Intention konsequent und über viele Jahre hinweg nachhaltig zu verfolgen, ohne dass er dabei in den zwangvollen Selbstkontrollmodus wechseln muss. Der Mensch, dessen psychisches System von einer sorgfältig hergestellten, maßgeschneiderten Intention aktiviert wird, kann auch schwierige Lebensumstände psychisch stabil überstehen und bleibt seiner Intention und damit sich selbst treu, weil die Ziel-Abschirmung dabei hilft.

Wer unter den Lesenden Zugang zu Computerspielen in der Tradition von »Herr der Ringe« hat, findet dort ein gutes Bild, um sich die Ziel-Abschirmung vorzustellen. In diesen Computerspielen, in denen es immer darum geht, dass ein Held oder eine Heldin gegen Orks und andere üble Monster kämpft, gibt es alle Arten von Zaubertränken, die man zu sich nehmen kann, um einen magischen Schutz zu erlangen. Nach dem Trinken eines solchen Tranks wird die Figur auf dem Bildschirm mit einem farbigen Schimmer umgeben, um das Vorhandensein der magischen Schutzhaut sichtbar zu machen. Genau solch einen magischen Schutz erzeugt eine gute Intentionsbildung auch – gegen innere und gegen äußere Monster und Orks, die die eigene Absicht bedrohen wollen. Die Wissenschaft kann in der heutigen Zeit ziemlich genau sagen, wie dieser magische Schutz zu bekommen ist. Und zwar ohne dass man dazu einen Guru oder einen speziellen Motivationstrainer braucht, man muss nicht über glühende Kohlen laufen, man muss keine komischen Grimassen vor dem Badezimmerspiegel schneiden und sich Affirmationen vorsagen, die nicht zu einem passen. Das Potenzial zum magischen Schutz der eigenen Absichten trägt jeder Mensch mit sich herum, es besteht in der Funktionsweise des adaptiven Unbewussten. Das adaptive Unbewusste kann die Zauberkraft ganz alleine hervorbringen, es benötigt dazu keinerlei Hilfsmittel. Man muss nur wissen, wie man diese Zauberkräfte aktivieren kann, das ist alles. An der Universität Zürich arbeiten wir seit vielen Jahren daran, bezüglich Themen aller Art den innerpsychischen Rubikon zu überschreiten, und wir benutzen dafür die somatischen Marker.

Schon immer war den Forschenden aufgefallen, dass die Intentionsbildung mit starken Gefühlen und/oder Körperempfindungen einhergeht. Der Psychologe Walter Mischel nennt diese Art der Entschlussbildung darum auch bildhaft »heiß«.[23] Wenn etwas richtig unbezweifelbar und mit aller Inbrunst gewollt wird, dann sind in der Tat die Gefühle und der Körper mit im Spiel. Mit anderen Worten: Das Körper-Selbst ist involviert. Jede Faser des Körper-Selbst, jede Zelle meldet sich und sagt: »JA!« Selbstregulierender Wille ist an Körpergefühle gekoppelt und mit Lust verbunden, während der selbstkontrollierte Wille, bei dem man sich zu etwas Ungeliebtem überwinden muss, sich lange nicht so gut anfühlt – der ist vielmehr »eine Entscheidung zur Unlust«, wie es der Willenstheoretiker Lindworsky im Jahr 1923 formulierte.[24]

Eine Intention, die von ganzem Herzen gewollt wird, ist dadurch gekennzeichnet, dass sie einen starken positiven somatischen Marker auslöst. Der somatische Marker ist ein sicheres Anzeichen dafür, dass das adaptive Unbewusste sein »Okay« zu dem beabsichtigten Vorgehen gibt und dass es folglich bereit ist, allen Handlungen, die mit dieser Absicht verbunden sind, unterstützend zur Seite zu stehen. In den Worten der Wissenschaft: Ein starker positiver somatischer Marker ist das Indikatorsignal für die erfolgreiche Synchronisierung des bewussten und des unbewussten Systems.

Das heißt für Sie, dass Sie das Arbeitsblatt zur Diagnostik von somatischen Markern hervornehmen, das bisher schon des Öfteren in Betrieb war. Es genügt natürlich auch völlig, zwei senkrechte Striche auf ein Blatt Papier zu malen, einen für negative Gefühle und einen für gute Gefühle, und da die Kreuzlein zu setzen. Man braucht für diesen Vorgang, wenn man im Einschätzen von somatischen Markern geübt ist, keine Aufzeichnungen mehr. Aber für den Anfang haben sich solche visuellen Bewertungshilfen bewährt.

Also: Sie sitzen vor zwei senkrechten Strichen und lassen Ihren guten Grund auf sich wirken, der mittlerweile zwei

Checks erfolgreich durchlaufen hat und vielleicht schon mehrmals abgeändert wurde, vielleicht auch nicht, je nachdem, was die Checks ergeben haben. Die aktuelle Fassung wird jetzt im Hinblick auf die somatischen Marker überprüft, die sie auslöst. Damit checken Sie den Kommentar des Unbewussten zu Ihrer Absicht. An dieser Stelle der Arbeit können nun recht seltsame Phänomene auftreten, denn wie schon gezeigt, das adaptive Unbewusste arbeitet nicht nach den Gesetzen der Logik. Es kann also durchaus sein, dass zu einer Absicht, die vom Verstand in den höchsten Tönen gelobt wird, negative somatische Marker vom Unbewussten zu vermelden sind, aus den ulkigsten Gründen. Aber auch wenn der Verstand diese Gründe als abstrus abtun möchte – es nützt nichts. Wenn man selbstregulierende Willenskraft erzeugen will, dann muss man sich mit dem befassen, was das adaptive Unbewusste an Kommentaren abgibt, sonst benötigt man die ganze Verstandeskraft, um das adaptive Unbewusste ruhig zu stellen, und dass dieser Versuch nicht nachhaltig erfolgreich sein wird, haben wir schon besprochen. Im Folgenden beschreibe ich anhand von Fallbeispielen einige typische Kommentare des adaptiven Unbewussten, wie sie mir immer wieder in meinen Seminaren begegnen. Natürlich gibt es so viele Kommentare, wie es Individuen gibt. Die Beispiele können Ihnen jedoch eine Ahnung davon vermitteln, was alles im adaptiven Unbewussten an Kommentaren versammelt sein kann, und auf diese Art die Sensibilität für die Kommentare Ihres eigenen Unbewussten erhöhen.

Beispiele für gute Gründe vor dem Check 3

- Ich möchte beim Sport gut atmen können
- Ich möchte mich leicht fühlen
- Ich möchte mich sexy fühlen
- Ich möchte mich als Frau fühlen
- Ich möchte gesunde Gelenke haben
- Ich möchte mich bequem bücken können
- Ich möchte in normale Konfektionsgrößen passen
- Ich möchte selbstbewusst auftreten
- Ich möchte jugendlich und beweglich sein
- Ich möchte mich der Männerwelt öffnen
- Ich möchte auf Brautschau gehen

Zu diesen guten Gründen wird nun der Kommentar des adaptiven Unbewussten eingeholt, indem man die somatischen Marker diagnostiziert. Eine Intention ist dann gelungen, wenn die Bilanz der somatischen Marker absolut null auf der Negativ-Skala beträgt und auf der Positiv-Skala mindestens ein Plus von 70 aufweist.

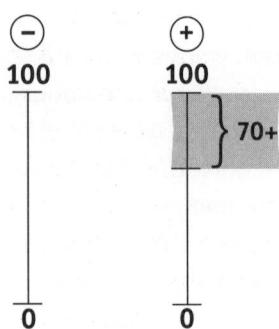

Wenn Sie bei der Diagnostik der somatischen Marker bemerken, dass das adaptive Unbewusste sich mit einem negativen somatischen Marker bemerkbar macht, dann gilt es zu ergründen, was für Gründe das Unbewusste hat, ein Warnsignal zu schicken. Im Folgenden erläutere ich einige der typischen Gründe für negative somatische Marker.

Die Angst vor dem Verhungern

Erwin, ein 67-jähriger Mann, hatte als guten Grund für sich identifiziert, dass sein Bauch ihn beim Bücken störe. Sein Wunsch war, sich ohne Ächzen und Stöhnen wieder gut und bequem bücken zu können, um sich zum Beispiel die Schuhe zu binden. Er hatte keineswegs im Sinn, sich einen jugendlichen Adoniskörper zu züchten, er wollte einfach nur so viel Umfang verlieren, dass beim Bücken kein Bauch mehr störend im Wege wäre. Sein guter Grund: »Ich möchte mich bequem bücken können«, rief einen positiven somatischen Marker von 80 Plus hervor. Er hatte jedoch auch einen negativen somatischen Marker zu verzeichnen, dem er einen Wert von Minus 40 gab. Woher kamen die negativen Gefühle angesichts eines doch attraktiven, guten eigenen Grundes, den Bauchumfang zu reduzieren? »Na ja, wenn der Bauch schrumpfen soll, muss ich ein wenig Maß halten. Irgendwie ist bei mir mit der Vorstellung, beim Essen auf die Bremse zu treten, eine ganz unangenehme Erinnerung an meine Kindheit verbunden. Wir waren fünf Geschwister, und wenn man beim Essen nicht schnell war, dann hat man nicht genug bekommen, denn die anderen haben alles weggegessen.« Seine weiteren Überlegungen erbrachten, dass das adaptive Unbewusste von Erwin aufgrund seiner Kindheitssituation mit den gefräßigen Geschwistern eine wichtige Überlebensstrategie gelernt hatte, die da lautet: »Iss, so schnell du kannst, so viel du kannst, sonst ist für dich nichts mehr übrig.« Erwin hatte sich ein Verhalten angewöhnt, das in der Tat darin bestand, sein Essen in rasender Geschwindigkeit hinunterzuschlingen. »Ich höre eigentlich erst dann auf zu essen, wenn alles weggegessen ist oder wenn mir so der Bauch spannt, dass es wehtut«, sagt Erwin gemütlich lachend, »und dann brauch ich erst mal einen Schnaps.« Die unbewusst immer aktive Angst, zu kurz zu kommen, führte bei Erwin dazu, dass er in der Kindheit sein gesundes Quantum an Essen bekam. In dem Moment, wo die Konkurrenz-Esser verschwunden waren, führte diese Gewohnheit jedoch dazu, dass er sich eigentlich regelmäßig über die eigene Sättigungsgrenze hinaus mit Nahrung versorgte, also über viele Jahre hinweg zu viel. Er mästete sich selbst.

Es ist für die meisten Menschen normal, im Alter an Gewicht zuzulegen, aber Erwin hatte für seine eigenen Begriffe zu viel zugenommen. Wie lässt sich nun ein Essverhalten unter Berücksichtigung der Angst, zu kurz zu kommen, in eine sprachlich gute Form bringen? Erwin fand für sich die Lösung: »Ich esse in Ruhe und lasse mir Zeit zum Genuss.« Diese Absicht ergab jetzt einen positiven somatischen Marker von 85, ein negativer somatischer Marker war keiner mehr zu verzeichnen. Erwin arbeitet ab jetzt, um selbstregulierende Willenskraft zu erzeugen, nicht mehr mit dem Grund, sich besser bücken zu können, weiter, sondern mit dem Satz: »Ich esse in Ruhe und lasse mir Zeit zum Genuss.« Kein Abnehmzwang, keine Verhungerungsangst, sondern ein Essen mit Genuss, das aber eine andere psychologische Einstellung mit sich bringt, so dass Erwin wieder ein Gefühl für die eigene Sättigungsgrenze bekommt. Und wer sich bei der Nahrungszufuhr nach der eigenen Sättigungsgrenze richtet, der isst genau so viel, wie er braucht, und wird im Lauf der Zeit genau das Gewicht erreichen, das das Körper-Selbst für diese Person altersgemäß und typgerecht für angemessen und gesund hält.

Wenn man sein Essverhalten umstellt von dauernder Selbstkontrolle auf Genuss-Essen, dann kann es durchaus geschehen, dass man in einer ersten Phase zunächst einmal hemmungslos all das verschlingt, was bisher zu den »Sünden« gezählt hat. Es gibt hierzu eine wissenschaftliche Untersuchung von Fuhrmann und Kuhl (1998), die zeigt, dass Menschen, die ihre Handlungen bisher vorwiegend im Selbstkontrollmodus geregelt haben, auf die neu gewonnene Freiheit und die Erlaubnis zum Genuss zunächst mit einer Art »über die Stränge schlagen« reagieren. Falls das bei Ihnen der Fall sein sollte, dann portionieren Sie sich Ihre neue Freiheit in einer angemessenen Dosierung. Dies tun Sie so lange, bis Sie sich mit Ihrer neuen Absicht sicher fühlen. Man kann zum Beispiel damit beginnen, eine Mahlzeit am Tag mit Ruhe und Genuss zu sich zu nehmen. Wenn sich ein zuverlässiges Gefühl für die eigene Sättigungsgrenze eingestellt hat, dehnt man den Vorsatz auf eine zweite Tagesmahlzeit aus. Es kann durchaus sein, dass man in bestimmten Situationen auch vorzieht, den Selbstkontrollmodus beizubehalten. »Also, wenn ich bei einer Tagung am Dessertbuffet stehe, dann sind da erstens die vielen Konkurrenzesser und zweitens die Wahnsinnsdesserts, das krieg ich nur mit Selbstkontrolle hin. Ich zwinge mich dann dazu, nur einen kleinen Teller zu füllen, und das auch nur einmal. Beim normalen Alltagsessen klappt mein Ruhe-Satz aber prima«, berichtet Erwin nach einem halben Jahr Erprobungsphase.

Das latente Thema der Geschwisterrivalität und die Angst davor, dass die anderen Raubtiere das ganze Futter alleine auffressen, treiben zahlreiche Menschen dazu, sich an Buffets regelmäßig zu viel auf den Teller zu häufen. Von dieser archaischen Angst leben alle Selbstbedienungsrestaurants, bei denen die Möglichkeit besteht, sich den Teller selbst zu füllen und ihn dann wiegen zu lassen. In den allermeisten Fällen laden Menschen sich mehr auf den Teller, als das Körper-Selbst eigentlich braucht. Sie vergessen dann völlig, dass man sich ja in einer zweiten Runde jederzeit Nachschlag in beliebiger Menge holen kann, falls man noch hungrig sein sollte. Angeheizt wird dieser Vorgang durch andere Menschen, die sich ebenfalls ihre Teller füllen. Und dann hat man schon so viel Geld für den vollen Teller bezahlt, dann isst man ihn halt auch leer – und schon hat man die eigene Regulation des Sättigungsgefühls aus dem Gleichgewicht gebracht. Beobachten Sie sich einfach selbst, wenn Sie das nächste Mal in einer ähnlichen Situation sind, und probieren Sie aus, ob Ihnen ein Satz, der sich so ähnlich anhört wie der von Erwin, helfen könnte, beim Essen ruhig zu bleiben und auf die Bedürfnisse des Körper-Selbst zu achten.

Eine andere Variante von Intention, die hilft, die Angst vor dem Verhungern zu mildern, stammt von einer meiner Studentinnen: »Ich gebe meinem Magen genug zu essen und lasse ihm Luft zum Atmen.« Bei der Vorstellung, ihrem Magen Luft zum Atmen zu lassen, sah die Studentin in ihrem Magen einen korallenroten Luftballon, der Spielraum und Platz hatte. Diese Vorstellung half ihr dabei, mit dem Gefühl – nicht mit dem Verstand – nachzuspüren, wie viel Platz noch im Bauchraum vorhanden ist, um ihn mit Nahrung zu füllen. »Wenn der Luftballon zusammengequetscht wird, dann ist keine Luft mehr da, dann habe ich zu viel gegessen«, erklärt die junge Frau. Dadurch, dass das Wort GENUG in den Satz gepackt ist, wird die Angst vorm Verhungern heruntergefahren. Durch die Formulierung vom luftigen Atmen wird aber gleichzeitig auf angenehme Weise die Idee der angemessenen Nahrungsmenge eingeführt, gekoppelt an die Lieblingsfarbe dieser Studentin, korallenrot.

Logisch ist dieser Vorgang aus der Sicht des Verstandes keineswegs. Aber wie Sie schon wissen – dem adaptiven Unbewussten ist Logik wurscht. Und wenn das adaptive Unbewusste Angst vor dem Verhungern hat, dann muss man nach einer Lösung suchen, die ihm diese Angst nimmt, sonst wird es auf Dauer alle Versuche des Verstandes sabotieren, die auch nur im Entferntesten nach Verhungern riechen. Diese Art des sanften und selbstbestimmten Arbeitens mit der eigenen Sättigungsgrenze ist übrigens weit entfernt von der grausamen Regel »FdH (friss die Hälfte)«, obwohl sie auf Dauer bei den meisten Menschen ebenfalls dazu führen wird, dass sie weniger zu sich nehmen. Selbstregulierende Nahrungsaufnahme, die sich nach dem eigenen Appetit und der eigenen Sättigungsgrenze richtet, tut nichts weiter, als dem menschlichen Körper-Selbst Gelegenheit zu verschaffen, endlich in Ruhe seine Arbeit zu tun. Das Körper-Selbst des Marienkäfers oder des Pandabären braucht hierzu kein Buch zu lesen. Menschen müssen das, denn sie sind den Medien, der öffentlichen Meinung und zahllosen Reizen der Nahrungsmittelindustrie ausgesetzt, und es bedarf besonderer Maßnahmen, um die Oberhoheit über das eigene Körper-Selbst zurückzugewinnen.

Die Angst vor Genussverlust

Ein weit verbreiteter Anlass, warum noch an den somatischen Markern gearbeitet werden muss, auch wenn der gute Grund Check 1 und Check 2 schon erfolgreich absolviert hat, ist die Angst vor Genussverlust. Erinnern Sie sich an den Kartonagen-Manager, der bei Check 2 beschloss, alleine joggen zu gehen, und durch diesen Zuwachs von Autonomie und Erfolgserwartung seinen negativen somatischen Marker auf null herunterfahren konnte? Allerdings war der positive somatische Marker nur auf 60 Plus. Gefordert sind beim Check 3 aber mindestens 70 Plus. Was ist zu tun? Was fehlt ihm noch, um noch höher auf der Plus-Skala zu steigen? »Meine Absicht hört sich so vernünftig an«, sagt der Kartonagen-Manager. »Wissen Sie, ich habe die ganze Woche über Termine, die meinen Tagesablauf diktieren. Und die Aussicht, in meiner Freizeit einen weiteren Termin zu absolvieren, ist nicht so wahnsinnig verlockend. Ich laufe gerne, aber so, wie meine Absicht im Moment formuliert ist, hört sie sich an wie ein ganz normaler Geschäftstermin, darum nur die 60 Plus und nicht mehr. Irgendwie fehlt der Freizeitfaktor.«

Die Aufgabe besteht in diesen Fällen darin, die Absicht in Worte zu packen, die gute Gefühle auslösen. Auf diese Weise erhält das adaptive Unbewusste einen kleinen Motivationsschub, um die angestrebte Handlung auch auszuführen. Im Fall des Kartonagen-Managers ergab sich die Formulierung »Ich gebe meinem Körper freien Auslauf«. In dieser Formulierung war alles enthalten, was das adaptive Unbewusste am Wochenende begehrte: Freiheit, die lange Leine, und mit dem Wort AUSLAUF eine Art von Bewegung, zu welcher der Kartonagen-Manager einen Hund assoziierte, der mit kräftigen, ausholenden Sprüngen über eine Wiese rennt, weil er endlich von der Leine gelassen wurde. Wie viel Punkte bekommt diese Absicht auf der Skala vom positiven somatischen Marker? »Oh, das gibt einen glatten Hunderter!«, ruft er aus, und seine Augen leuchten dabei.

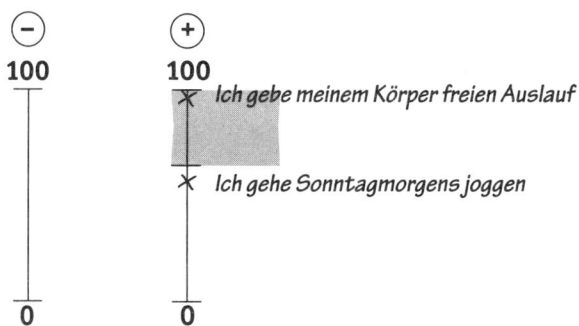

Vielleicht können Sie, während Sie dieses Beispiel lesen, an Ihrer eigenen gefühlsmäßigen Reaktion auf die beiden Formulierungsweisen selbst nachvollziehen, um wie viel wirksamer im Hinblick auf die Erzeugung von starken guten Gefühlen die Auslauf-Variante ist. Und vermutlich wird auch allmählich deutlich, wie selbstregulierende Willenskraft erzeugt werden kann. Um seinem Körper freien Auslauf zu geben, dazu braucht der Kartonagen-Manager keine Selbstkontrolle mehr. Es genügt, sich diese verlockende Absicht in Erinnerung zu rufen, und das adaptive Unbewusste bereitet ihm auf der sinnlichen Wahrnehmungsebene einen prima Hundekörper vor, der danach lechzt, in die Freiheit zu kommen und seine Muskeln spielen zu lassen. Interessant ist übrigens, dass dieser Mann ein paar Wochen später berichtete, dass seine Auslauf-Absicht auch durch schlechtes Wetter nicht zu bremsen war. »Früher hatte ich immer ein Motivationsproblem, wenn es regnete«, erzählt er. »Seit ich mit dem Bild von dem Hund in Freiheit arbeite, will ich unbedingt vor die Tür, nichts wie raus. Es ist ja auch mit wirklichen Hunden so: Der Hund wartet ungeduldig, bis er raus darf, dem Hund ist es völlig egal, was für Wetter ist. Die Freiheit draußen ist das, was zählt.«

Eine andere Variante erfand eine Frau, die bemerkte, dass ihr das Atmen an der frischen Luft als Grund für regelmäßiges Walken am attraktivsten erschien: »Ich durchflute meine Lungen mit blau-starker Luft«, dichtete sie poetisch. Die sprachliche Formulierung, die den somatischen Marker auf 70 Plus oder mehr bringt, resultiert oft in Poesie. Wenn Sie

an Ihrer eigenen Absicht arbeiten, haben Sie keine Scheu
vor Kitsch. Sie müssen Ihre schöne Kitsch-Absicht ja nie-
mandem erzählen, denn sie dient ausschließlich dem Eigen-
gebrauch. Andere Formulierungen, die Bewegungsabsichten
emotional aufwerten, sind zum Beispiel: »Ich genieße den
grünen Wald« oder »Ich spüre die warme Energie in meinem Körper«. Eine junge Frau bemerkte bei Check 3, dass
ihr adaptives Unbewusstes Angst vor Langeweile hatte. »Immer nur joggen, das ist ja öde«, fiel ihr auf. »Ich habe noch
ein Mini-Trampolin daheim, ich mache Qi-Gong, und ich
gehe gerne tanzen. Und was ist eigentlich mit Sex? Zählt das
nicht auch zur Bewegung?« Recht hat sie, die junge Frau. Sie
entwickelte für sich den Satz: »Ich wähle lustvoll Verschie-
denes!« Diese Absicht versetzte sie in eine Stimmung, in der
sie ihre aktuelle Bewegungslust spüren konnte und ihre Aktivität je nach Situation darauf abstimmte.

Auch für Absichten, die darauf hinzielen, das Essverhalten
zu ändern, lassen sich beim Check 3 oft noch negative somatische Marker finden, die mit der Angst vor Genussverlust zusammenhängen. »Ich esse und koche so gerne mit
meiner Liebsten und habe auch einen Freundeskreis, der
üppige Mahlzeiten liebt. Leckere Steaks aus argentinischem
Rindfleisch in rauen Mengen! Irgendwie komme ich mir da
wie ein Griesgram vor, wenn ich jetzt anfange und auf meine Sättigungsgrenze achte. Dann fragt man mich immer,
ob ich noch Nachschub will, und ich muss dauernd Nein
sagen. Das möchte ich nicht.« Dies fällt Enrique, einem
55-jährigen Argentinier auf, als er mit seinem guten Grund

Check 3 durchführt. In der Tat kann jemand, der inmitten einer fröhlich zechenden und futternden Menge anfängt, Nein zu sagen, auf die anderen griesgrämig und genussfeindlich wirken. Das adaptive Unbewusste dieses Mannes kennt die Verhaltensweisen seiner argentinischen Freunde und antizipiert völlig zu Recht eine Genusseinbuße und Stimmungsverlust. Im weiteren Verlauf seiner Überlegungen fällt dem Mann auf, dass es ihm weniger darum geht, sich nicht ständig zu überfressen, sondern auf entsprechende Nachfragen mit Fröhlichkeit antworten zu können. »Wir haben ja auch einige dabei, die trinken keinen Alkohol, weil sie noch fahren müssen, das wirkt auch nicht griesgrämig, wenn die das sagen.« Also entwickelt Enrique für sich den Satz: »Ich gönne mir einen leichten Magen.« In diesem Satz ist mit dem Wort GÖNNEN geschickt verpackt, dass er sich selbst etwas Gutes tut, indem er nicht so viel in sich hineinstopft, bis er mit einem Betonbauch halbtot im Stuhl hängt. Und weil er das Gefühl hat, sich selbst etwas Gutes zu tun, kann er diesen Satz auch mit guter Laune mitteilen, wenn sein Freund José ihm noch einen kräftigen Nachschlag auf den Teller häufen möchte.

Die Angst vor Liebesverlust

Angst vor Liebesverlust ist ein weiterer Grund, warum Menschen ihre Bewegungsabsichten nicht in Handlung umsetzen. »Ich möchte so gerne abends ins Fitness-Studio oder laufen gehen«, erzählt eine Journalistin. »Aber das scheitert regelmäßig.« Das Scheitern beruht im Fall der Journalistin nicht darauf, dass sie eigentlich keine Lust auf das Fitness-Studio hat. Sie ist ein athletischer Typ, hat auch in ihrer Jugend immer Sport gemacht, und ihr Körper sehnt sich nach Bewegung. »Journalismus ist Kopfarbeit. Am Abend ist mein Gehirn kreuz und quer in Stückchen gedacht. Und dann ist für mich der beste Feierabend, meinen Körper zu spüren, schön zu schwitzen, dann eine Dusche und noch ein Absacker in der Stammkneipe – die ideale Art, mir meine Bettschwere zu holen und den Kopf frei zu kriegen«. Die Journalistin ist Single, hat also keine Familie, die es zu koordinieren gelte. Was hält sie davon ab, das zu tun, von dem sie weiß, dass es ihr guttut und worauf sie große Lust hat? »Irgendwie ist es jeden Abend dasselbe in der Redaktion. Es gibt noch dies und das zu tun. Und wenn ich noch ins Studio wollte, müsste ich eigentlich relativ pünktlich um 17 Uhr verduften. Aber wenn ich die Arbeit nicht mache, dann muss sie jemand anderes tun. Ich komme einfach nicht aus dem Laden raus.«

Lustigerweise hat diese Journalistin lange von sich selbst gedacht, sie sei eigentlich faul und habe eine Art inneren Schweinehund, der sie vom Fitness-Training abhalte. Erst die sorgfältige Analyse der Gründe hat ihr gezeigt, dass ihre Hypothese über den Grund der fehlenden Handlungsumsetzung falsch war. Der wahre Grund beruht einerseits auf der Notwendigkeit, sich bei den Kollegen aktiv dafür einsetzen zu müssen, dass der Feierabend pünktlich anfängt, und andererseits auf der Tatsache, dass ihr adaptives Unbewusstes als Ergebnis dieses Vorgangs Konflikte vermutet. Der Grund für ihren negativen somatischen Marker ist also die Angst vor

Liebesverlust, wenn man es aus psychologischer Sicht auf den Punkt bringt. Derselbe Grund hält auch Asthmapatienten davon ab, ihre Freunde zu bitten, die Katze ein- oder auszusperren, solange sie zu Besuch sind, hindert Teammitglieder daran, sich abzugrenzen und bei der nächsten Verteilung der Arbeiten einmal Nein zu sagen, und verschließt Familienvätern oder -müttern, die am Wochenende dringend wenigstens ein einziges Stündchen für sich alleine brauchten, die Lippen. Angst vor Liebesverlust ist eine hochpotente Quelle für die Nichtausführung von beabsichtigten Handlungen.

Am Beispiel der Angst vor Liebesverlust sieht man deutlich, wie sozial das adaptive Unbewusste verfährt. Viele Menschen zögern, ihr Leben nach ihren somatischen Markern auszurichten, weil sie befürchten, dadurch zu Egoisten zu werden und sozial zu vereinsamen. Dies ist nicht der Fall. Das adaptive Unbewusste ist dazu da, um dem Organismus das Überleben in dessen Umgebung zu ermöglichen. Und was für eine Feuerqualle der Salzgehalt des Meerwassers, das ist für das Sozialtier Mensch das soziale Netz, in das es eingebettet ist. Seismographisch genau nimmt das adaptive Unbewusste alle Störungen der sozialen Kontakte wahr und bezieht sie in die Erfolgserwartungs-Kalkulationen mit ein.

Was macht man nun, wenn man feststellt, dass die Angst vor Liebesverlust einen daran hindert, die eigene Absicht in Handlung umzusetzen? Die Antwort wissen Sie schon. Man behält natürlich die Absicht bei, denn die hat man sich ja sorgfältig erarbeitet. Man sucht jedoch nach einer sprachlichen Variante seiner Absicht, die es dem adaptiven Unbewussten erlaubt, einen positiven somatischen Marker zu schicken. Im Fall der Journalistin bestand ihre neue Absicht in dem Satz: »Ich teile meine Werte mit.« Damit meinte sie, dass sie ihren Kolleginnen und Kollegen in der Redaktion davon erzählte, wie wichtig es für sie sei, mindestens zweimal in der Woche um 17 Uhr pünktlich nach Hause zu können. »Natürlich kann man das im Notfall immer noch flexibel handhaben, wenn es tatsächlich mal brennt«, meinte sie. »Aber bisher wussten weder ich noch meine Kollegen, wie wichtig es mir ist, zweimal in der Woche pünktlich zu gehen. Das wird sich jetzt ändern, und ich bin eigentlich zuversichtlich, dass ich auf Verständnis stoßen werde.«

Wichtig für alle Absichten, die bisher aus einer mehr oder weniger bewussten Angst vor Liebesverlust nicht in Handlung umgesetzt wurden, ist primär, dass die Person selbst überhaupt weiß, um was es ihr geht. Dann muss sie sich eine Strategie überlegen, wie sie das, was ihr wichtig ist, im Rahmen der Möglichkeiten, die das soziale Umfeld bietet, umsetzen kann. Eine bewährte Methode für den Anfang ist in ganz vielen Fällen verblüffend einfach: Man erzählt den anderen davon, was einem selbst wichtig ist und was man gerne möchte. Denn die anderen Menschen können sich nur dann mit der Absicht ihres Mitmenschen befassen, wenn sie darüber informiert sind.

Die Angst vor Männerüberfluss

Eine ganz besondere Angst aus dem Unbewussten, mit der eigentlich auf Anhieb niemand rechnet, ist bei Frauen die Angst vor Männerüberfluss. Ich habe diese Art von Angst in der Tat bisher nur bei Frauen gefunden. Während alle anderen Arten von Ängsten bei beiden Geschlechtern auftreten können, ist mir bisher noch kein Mann begegnet, der Angst vor Frauenüberfluss in seinem adaptiven Unbewussten mit sich führte. Auch die Angst vor Männerüberfluss äußert sich in einem negativen somatischen Marker. Das betreffende Beispiel stammt in diesem Fall von einer jungen Frau, ungefähr 22 Jahre alt. Sie war Single und hatte vor, regelmäßig Bauch-Beine-Po-Gymnastik zu betreiben. Ihr guter Grund hatte Check 1 und Check 2 bestanden und lautete: »Ich möchte mich sexy fühlen.« »Ich komme von einem Bauernhof«, erzählte sie. »Meine Mutter ist auch Bäuerin, und bei uns war immer nur wichtig, wie gut jemand zupacken konnte. Weiblichkeit, schöne Kleider, Schminke und solche Sachen wurden als unnütz abgetan. Nun bin ich seit zwei Jahren in der Stadt und lerne ein ganz anderes Leben kennen. Diese Kunstnägel, die Frauen sich in der Stadt machen, wären auf dem Hof nach einem halben Tag ruiniert. Ich fühle mich die ganze Zeit in der Stadt irgendwie als Trampeltier und Provinztussi. Ich möchte auch gerne einen gut geformten Body haben und mich sexy fühlen. Ich möchte einen straffen Bauch, damit ich ein Bauchnabelpiercing und bauchfreie Tops tragen kann. Ich will halt einfach sexy sein.«

Die Überlegungen dieser jungen Frau sind gut nachvollziehbar und in sich schlüssig. Die Bilanz der somatischen Marker jedoch ergab ein Plus von 75 und ein Minus von 50. Dafür, dass der Wunsch, sexy zu sein, schon so viele Hürden in der Bearbeitung genommen hatte, war dieses Minus erstaunlich groß. Was war der Grund? Die junge Frau rätselte lange, sie konnte es sich selber auf Anhieb nicht erklären. Nach längeren Beratungen mit ihren Freundinnen ergab sich folgendes Bild: »Ich sehe mich selbst, wie ich mit kurzem Top und kurzem Rock in die Disco gehe, ich sehe, wie alle Männer mir nachschauen. Da ich viel attraktiver bin als momentan, rufe ich reges Interesse hervor. Aber das will ich gar nicht! Was soll ich denn mit all den Männern machen? Ich müsste die alle abblitzen lassen, denn ich will eigentlich nur einen, einen Freund nämlich. Ich bin gar nicht geübt darin, Männer abzuweisen, denn in meinem Leben ist diese Situation bisher nie vorgekommen.« Das adaptive Unbewusste dieser jungen Frau hatte sie ganz richtig auf eine eklatante Lücke in ihrer Absicht hingewiesen. Jemand, der sich nur vornimmt, sexy zu sein, ohne einen Plan zu haben, wie man mit den Reaktionen der Männerwelt umgeht, kann in Schwierigkeiten kommen. Die junge Frau änderte ihre Absicht in folgende sprachliche Form: »Ich bin so sexy, wie es zu mir passt, und habe die Wahl.« Der Zusatz über ihre Wahlmöglichkeiten, sowohl was die Art ihres Sexy-Seins als auch ihren Umgang mit den Reaktionen der Männer betraf, verringerte den negativen somatischen Marker auf null. »Vorher war das irgendwie zu viel für mich. Ich will schon sexier sein als jetzt, aber es muss ja auch zu mir passen. Und ich bin nun mal nicht der Frauentyp, der die Männer reihenweise vernascht. Mehr Interesse erregen als im Moment, das will ich schon. Aber es muss das richtige Maß sein.«

Eine 40-jährige verheiratete Frau, die abnehmen wollte, um sich attraktiv zu fühlen, fand anhand ihres negativen somatischen Markers heraus, dass ihr adaptives Unbewusstes sich Sorgen machte, ob sie ihrem Ehemann dann noch treu sein könnte, wenn sie auf einmal in anderen Kleidern und einem anderen Körpergefühl die Aufmerksamkeit anderer Männer auf sich ziehen würde. Da musste also zunächst die Einstellung der Frau zum Thema »ehelicher Seitensprung« geklärt werden, bevor sie sich weiter mit ihrem Gewicht befassen konnte. Das adaptive Unbewusste kann in dieser Beziehung zu allen möglichen Schlussfolgerungen kommen, die moralisch nicht immer dem entsprechen, was der Pfarrer in der Kirche predigt. Ein verheirateter Mann mittleren Alters bezog gerade aus der Aussicht, mit einem attraktiveren Körper die Wahrscheinlichkeit für einen Seitensprung zu steigern, eine riesige Motivation, abzuspecken und Sport zu treiben. »Ich erschaffe mir meinen Sündenkörper«, hieß die Absicht, die seinen Gesundheitsvorsätzen einen enormen Schub verlieh.

Die Warnung vor Selbstbetrug

»Ich möchte jugendlich und beweglich sein«, formulierte Claudia, eine Frau, die demnächst ihren 45. Geburtstag feiert. »Seit einiger Zeit bemerke ich, dass alle Blicke auf meiner Tochter landen, wenn ich mit ihr durch die Stadt gehe. Sie ist jetzt 17 und sieht aus, wie ich in dem Alter ausgesehen habe. Das tut weh, obwohl ich mich natürlich für meine Tochter freue, aber mir gibt es jedes Mal einen kleinen

Stich.« Dieser kleine Stich ist sicher vielen Menschen bekannt, die an ihrem Körper bemerken, dass sie älter werden. Als Reaktion auf diesen Stich versucht Claudia eine Strategie, die man bezeichnen könnte als den Versuch, die Zeit anzuhalten. »Verweile doch, du bist so schön!«, lässt schon Goethe seinen Faust rufen, was darauf hinweist, dass die Wehmut angesichts des Vergehens der Zeit keineswegs ein neues Phänomen darstellt und auch keineswegs eines, das nur Frauen betrifft. Claudia möchte jetzt viel für ihren Körper tun, sich gut ernähren, viel schlafen, den Alkohol reduzieren und regelmäßig für Bewegung sorgen, um jugendlich zu bleiben, solange es geht.

Was sagt ihr adaptives Unbewusstes zu diesem Plan? Es schickt gemischte Gefühle, keine eindeutig positiven. »Merkwürdig, merkwürdig«, meint Claudia. »Was kann denn Negatives dran sein an dem Wunsch, jugendlich und beweglich zu sein?« Auch in Claudias Fall bedurfte es einer längeren Phase des Sinnierens und des Informationsaustausches mit Freundinnen. Es dauert manchmal eine Weile, bis der bewusste Verstand in der Lage ist zu übersetzen, was das adaptive Unbewusste mit den somatischen Markern mitteilen will. Bei Claudia hat das Vorgehen geholfen, die Worte ihrer Absicht einzeln auf ihre somatischen Marker hin zu überprüfen. Am Wort BEWEGLICH war aus Sicht des adaptiven Unbewussten nichts auszusetzen, es bekam einen somatischen Marker von Plus 87. Das Wort JUGENDLICH verursachte die Turbulenzen. Welche Hypothese hat Claudia, warum das Wort JUGENDLICH bei ihr negative Gefühle hervorruft? »Es hat etwas mit einer Warnung zu tun«, versucht Claudia ihre Gefühle in Worte zu fassen. »Irgendwie passt das Wort nicht zu mir, und es macht mich unruhig und eher unglücklich.«

Im Lauf des Gesprächs stellte sich heraus, dass das adaptive Unbewusste von Claudia das Wort JUGENDLICH offenbar als verstecktes Vermeidungsziel interpretierte. Für jemanden, der demnächst den 45. Geburtstag feiert – »Halbzeit« bei einer Lebenserwartung von 90 Jahren, wie Claudia dieses Datum spöttisch kommentierte –, bedeutet, jugendlich zu sein so viel wie das Älterwerden aufschieben wollen. Das kann man sich leicht vergegenwärtigen, wenn man sich fragt, ob die Tochter von Claudia als Absicht formulieren würde, jugendlich sein zu wollen. Man merkt sofort, dass eine 17-jährige niemals auf so eine Idee käme. Sie braucht so ein Ziel nicht, weil sie jugendlich ist, das genügt. Jugendlich sein möchte man, wenn man nicht alt sein will, und damit wären wir wieder bei Check 1 angelangt.

»Aber was soll ich denn hier für Worte tauschen?«, sagt Claudia verzweifelt. »Ich kann mich doch mit 45 Jahren nicht hinsetzen und sagen: Okay, ich werde alt? Das macht mir überhaupt keine guten somatischen Marker, weiß Gott nicht.« Genau darum geht es aber für sie. Claudia befindet sich an einem Übergang von einer Lebensphase zur nächsten. Während ihre Tochter sich mit dem Übergang vom Mädchenkörper zum Frauenkörper befasst, befasst sich Claudia mit dem Übergang vom gebärfähigen Frauenkörper zum Frauenkörper in der Menopause. In beiden Fällen hat man es mit bedeutsamen hormonellen Umstellungen zu tun, die selbstverständlich Auswirkungen auf die gefühlte und auf die sichtbare Körperverfassung mit sich bringen. Auch wenn Claudia es im Moment noch nicht angenehm findet, sie wird sich darum kümmern müssen, was sie sich für eine Einstellung zum Altern erarbeitet. Damit steht auch das Thema »Tod und Sterben« auf der Agenda. Die Lebensmitte ist ein guter Zeitpunkt, um sich hierzu eine gute und tragfähige Einstellung zu erarbeiten. Das adaptive Unbewusste von Claudia warnt sie in gewisser Weise vor einem Selbstbetrug, der aus der irrigen Hoffnung besteht, sich jugendlich konservieren zu können und die Tatsache zu verleugnen, dass die eigene Existenz endlich ist.

Claudia hat nach der Erkenntnis, die sie durch den negativen somatischen Marker zum Wort »jugendlich« gewonnen hat, damit begonnen, nach einem guten Bild für sich zu suchen, das das eigene Älterwerden symbolisieren könnte. Sie entschied sich für das Bild der Jahreszeiten. »Von den somatischen Markern her ist jeder Monat auf seine Art gut, auch die Monate im Winter – die für mich das Sterben symbolisieren. Wenn man so einen Jahresablauf nimmt, bin ich mit 45 Jahren im Hochsommer, meine Tochter ist im Frühling. Die Sicht auf das Altern im Sinne der Jahreszeit hat für mich auch etwas Versöhnliches, weil ich ja auch mal einen Frühling hatte und ich weiß, dass auch meine Tochter in den Sommer kommt. Und wenn ich meine Pfingstrose im Garten anschaue, dann sehe ich, wie sie im Winter vom Schnee bedeckt scheinbar verschwunden ist. Dabei ist sie immer noch da, und im nächsten Frühling kommt sie wieder an die Erdoberfläche. Dies gibt mir ein schönes Bild für das Weiterleben nach dem Tod.«

Auf der Basis dieses Bildes entwickelt Claudia für sich eine neue Variante ihrer Absicht. Sie lautet jetzt: »Stramm und beweglich durchlaufe ich die Jahreszeit.« »STRAMM ist ein gutes Wort für mich«, sagt Claudia. »Dabei fallen mir meine Wanderungen in den Schweizer Bergen ein. Da gibt es viele Alte, wir nennen sie ›Bergfexe‹, die topfit in den Bergen herumturnen. Die gefallen mir so gut, man sieht es ihnen an, dass sie viel Zeit in den Bergen verbringen. Sie haben einen weiten, offenen Blick und eine sagenhafte Kondition, manche überholen mich sogar! Die sind alt, nicht jugendlich, aber sie sind STRAMM. Diese Vorstellung ist für mich gut zum Älterwerden und Fitsein. Und wenn ich so an die Schweizer Bergfexe denke, dann kann ich mich sogar auf die Pensionierung freuen, denn ich beneide sie immer, weil ich nur im Urlaub in die Berge kann, und die sind jede Woche oben.«

In wissenschaftlicher Begrifflichkeit hat Claudia sich hier ein angestrebtes mögliches Selbst entwickelt, das bei ihr zum Thema »Älterwerden« positive somatische Marker auslöst, einen Schweizer Bergfex. Die Fähigkeit, in neuen Lebensphasen neue angestrebte Selbste zu entwickeln, ist zentral, wenn man dafür sorgen möchte, dass man die Zeit seines Lebens mit weitgehend zufriedenen Gefühlen zubringen kann. Ihr Bergfex wird Claudia vielleicht nicht die Angst vor dem Tod nehmen. Aber er hat ihr geholfen, den Selbstbetrug zu erkennen und sich vom Jugendwahn zu trennen. Abgesehen davon, dass Claudias 45. Geburtstag jetzt wesentlich relaxter verlaufen wird als ohne Bergfex, macht sie ihrer Tochter damit auch ein großes Geschenk. Claudias Tochter bekommt eine Mutter, die in Würde und mit Lebensfreude älter werden kann. Damit hat Claudias Tochter ein Rollenmodell, an dem sie sich orientieren kann, wenn sie einmal selbst in den Sommer ihres Lebens kommt.

Ich habe nun verschiedene Vorbehalte dargestellt, die das adaptive Unbewusste gegen Abnehmprojekte oder Gesundheitsziele einwenden kann. Alle diese Vorbehalte stammen aus meiner Erfahrung mit Menschen, die versucht haben, ihr Ich-Gewicht zu finden. Bevor man sich nicht mit unbewussten Vorbehalten auseinandergesetzt hat, ist Ich-Gewicht nicht möglich. Ohne eine Möglichkeit gefunden zu haben, die Vorbehalte seines unbewussten Systems befriedigend zu lösen, kann ein Mensch seine Vorstellungen von Gewicht, Bewegung und Gesundheit nur unter selbst auferlegtem Zwang in Handlung umsetzen, wird dabei nicht lange erfolgreich sein und hat zur Erfahrung des persönlichen Versagens auch noch einen Verlust an Lebensqualität. Vielleicht haben Sie in den Fallbeispielen schon die eine oder andere Variante entdecken können, die für Sie selbst unter Umständen auch infrage käme. Die Wahrscheinlichkeit ist aber gar nicht so klein, dass Ihr adaptives Unbewusstes auch eine ganz individuelle Variante von Vorbehalt für Sie bereithält, die sich aus Ihrer persönlichen Lebenserfahrung ergeben hat. Wie man an dem Beispiel von Claudia auch sehen kann, werden die Verhandlungen über das Ich-Gewicht nicht nur einmal im Leben mit dem eigenen Unbewussten gesucht. Das Ich-Gewicht resultiert aus einem Dialog mit dem eigenen Unbewussten, der unter Umständen mehrmals im Leben gesucht werden muss. Die Lebensumstände einer 20-jährigen jungen Frau ändern sich, wenn sie schwanger wird und stillt. Wenn dieselbe Frau in die Wechseljahre kommt, muss das Ich-Gewicht möglicherweise wieder neu verhandelt werden. Auch Männer gehen durch Wechseljahre und müssen ihr Ich-Gewicht unter Umständen neu definieren. Chronischer Stress im Lebensalltag hat Auswirkungen auf das Gewicht, genauso wie Lebensumstände, die Schlafmangel oder Bewegungsarmut mit sich bringen. Das Ich-Gewicht ist kein Maß, das von einem Expertenteam als Formel festgelegt für alle ein ganzes Leben lang Gültigkeit hat. Das Ich-Gewicht wird über die ganze Lebensspanne an den Menschen angepasst, wie ein maßgeschneidertes Kleidungsstück.

Das nachfolgende Arbeitsblatt Nr. 5 stellt die einzelnen Schritte zusammen, mit denen Sie Ihren guten Grund, der für die augenblickliche Lage gilt, in Willenskraft-Form bringen. Sie überprüfen also erst, ob die Formulierung das enthält, was Sie möchten, und nicht das, was Sie vermeiden wollen (Annäherungsziel statt Vermeidungsziel). Dann überprüfen Sie, ob es in Ihrer Macht steht, die Absicht umzusetzen (Autonomie). Und anschließend befragen Sie Ihr adaptives Unbewusstes, ob es diesen Grund mit einem positiven somatischen Marker von mindestens 70 vorbehaltlos unterstützt.

Meinen guten Grund in Willenskraft-Form bringen

Meine Absicht

Ich _____

1. Annäherungsziel-Check

_____

2. Autonomie-Check

_____

3. SoMa 70+ Check

_____

Mein guter Grund (für heute) endgültige Fassung

_____
_____
_____

6. Kapitel

Kalt oder heiß?
Die Zielpyramide

Bevor die selbstregulierende Willenskraft nun ihre volle Wirkung entfalten kann, muss ein letzter Schritt vollzogen werden. Dieser Schritt hat mit der Art und Weise zu tun, wie man sich das Ziel, das man anstrebt, begrifflich ausgestaltet. Je nachdem, wie man diese begriffliche Ausgestaltung vornimmt, werden nämlich ganz unterschiedliche Kräfte mobilisiert – die Motivationslage kann dadurch gesteuert werden. Ein Beispiel soll dies erläutern: In der Motivationspsychologie kursiert die Anekdote von zwei Maurern, die nebeneinanderstehen und ihrer Arbeit nachgehen. Man fragt sie: »Was tust du gerade?« Der erste Maurer antwortet: »Ich ziehe eine Mauer hoch«, der zweite Maurer antwortet: »Ich baue eine Kathedrale«.[25] Die Antworten kommen von Männern, die beide genau dieselbe Tätigkeit ausführen, nämlich Stein auf Stein zu setzen. Lassen Sie die Antworten auf sich wirken und achten Sie auf die unterschiedlichen Stimmungen, die sie auslösen. Welche Antwort erzeugt mehr gute Gefühle? Wer von beiden Maurern findet vermutlich mehr Sinn in seiner Tätigkeit? Wer von beiden ist weniger ablenkbar, wenn Schwierigkeiten auftauchen? Aus der Außenperspektive ist zwischen den Männern und ihrer Tätigkeit kein Unterschied zu finden. Aus der Perspektive der Innenwelt ist der Unterschied jedoch gewaltig. Der Mann, der eine Kathedrale baut, wird länger durchhalten, hat eine bessere Stimmungslage über die Zeit, sieht Sinn in seiner Tätigkeit und erfährt darum mehr Lebenszufriedenheit, er ist ausdauernder und wird sich von Hindernissen und Schwierigkeiten weniger enttäuschen und aus der Bahn werfen lassen. Durch die Arbeit, die er tut, bekommt er einen erhöhten Selbstwert, was wiederum Auswirkungen auf die gesamte psychische Gesundheit hat. Für diese Zusammenhänge gibt es zahlreiche wissenschaftliche Belege, und sie untermauern, wie stark psychologische Faktoren dazu beitragen können, ob die Außenwelt in einem unangenehmen, einem neutralen oder in einem angenehmen Licht erscheint.

Die Anekdote von den zwei Maurern stammt aus einem spezifischen Bereich der Motivationspsychologie, der sich mit der Arbeitswelt beschäftigt und über die Frage nachdenkt, wie Führungskräfte ihre Mitarbeiter motivieren können. Das Thema Motivation gibt Anlass zu einem kleinen Exkurs in die Arbeitswelt, weil dieses Wissen gut auf den Gesundheits- und Schönheitsbereich übertragen werden kann. Man hat herausgefunden, dass Führungskräfte, denen es gelingt, Ziele zu vermitteln, die einen übergeordneten Sinn haben, ihre Mitarbeiter zu Höchstleistungen anspornen können. So geht es dem zweiten Maurer.[26] Weil diese Führungskompetenz so wichtig ist, hat man ihr einen besonderen Namen gegeben: Leadership. Führungskräfte, die diese Kunst der Sinngebung beherrschen, nennt man in der Führungstheorie »Leader«, während Führungskräfte, deren Tätigkeit sich auf die Sachebene fokussiert, die sozusagen genaue Anweisungen zur Art des Mauerns geben, »Manager« genannt werden. Lange Zeit wusste man nicht richtig, woran es liegt, dass manche Führungskräfte Leader sind, andere nicht. Warum können manche eine Stimmung unter ihren Mitarbeitern erzeugen, die es mit sich bringt, dass die Mitarbeiter für ihre Chefin oder ihren Chef durchs Feuer gehen? Man hielt das für eine Auswirkung einer angeborenen Begabung, des Charisma. Gut für die, die Charisma haben, Pech für die, die keines haben.

Mittlerweile weiß man sehr viel mehr über die Art und Weise, wie starke Motivationslagen erzeugt werden können. Und man weiß, dass es unter anderem von der Art des Zieles abhängt, die Menschen sich oder anderen setzen, wie hoch der Motivationspegel steigt. Den Unterschied zwischen Annäherungszielen und Vermeidungszielen habe ich schon besprochen. Ziele lassen sich aber noch weiter ausdifferenzieren. Sie lassen sich in einer Hierarchie anordnen, die man in einer Pyramide darstellen kann, darum spreche ich in diesem Zusammenhang von der Zielpyramide. Die unterschiedlichen Formulierungen der beiden Maurer weisen auf verschiedene Ebenen innerhalb der Zielpyramide hin.[27]

Die Zielpyramide

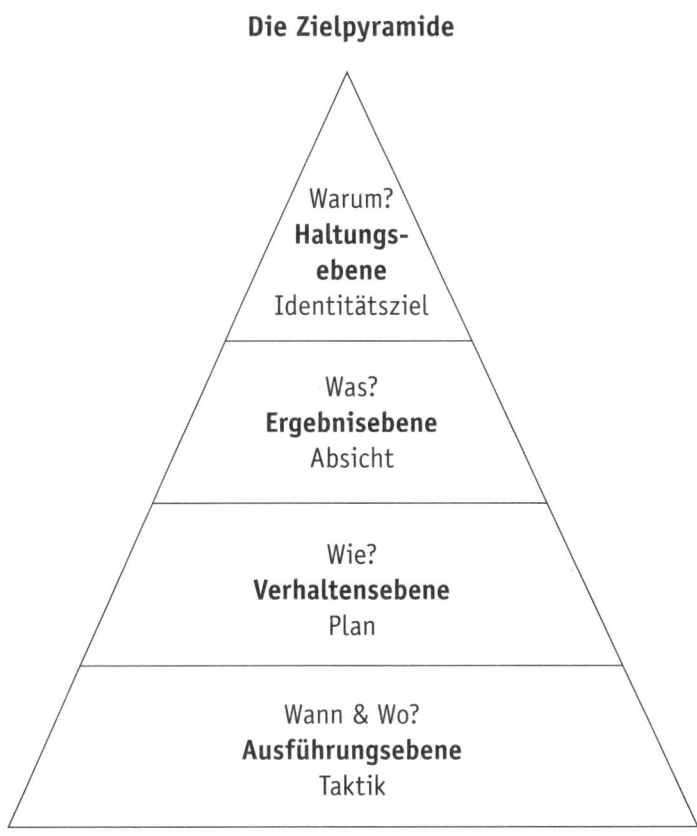

Warum?
**Haltungs-
ebene**
Identitätsziel

Was?
Ergebnisebene
Absicht

Wie?
Verhaltensebene
Plan

Wann & Wo?
Ausführungsebene
Taktik

Die Antwort des Maurers, der arbeitet, um eine Kathedrale zu bauen, bezieht sich auf die obere Hälfte der Pyramide, er hat das Ergebnis im Blick. Die Antwort des Maurers, der eine Mauer baut, bezieht sich auf die untere Hälfte der Pyramide, sie beschreibt Verhalten und Ausführung. In welchem Verhältnis stehen die einzelnen Ebenen der Zielpyramide zur Motivation? Die Motivation wird umso heißer, je weiter man in der Pyramide nach oben kommt. Je weiter man nach unten kommt, desto kälter wird der Motivationsmotor. In der unteren Hälfte der Zielpyramide arbeitet das Management. Hier wird die Sachebene behandelt, da geht es um Präzision, um gute Logistik, um ausgefeilte Strategien und realisierbare Taktiken. Hier ist der Bereich des bewussten Verstandes, starke Gefühle finden sich hier keine, denn die stören die Präzision und die Sachlichkeit. In der oberen Hälfte der Zielpyramide findet Leadership statt. Hier werden Entwürfe gezimmert, von hier oben aus hat man die Übersicht und den Weitblick, man kann Visionen entwickeln und sich vom Feu sacré inspirieren lassen. Nur wer sich oben auf der Zielpyramide aufhält, bekommt zündende Ideen und wird von der Muse geküsst. Für die Kreativität und die ganzheitliche Sicht in der oberen Hälfte der Zielpyramide ist das adaptive Unbewusste zuständig. Mit seinem emotionalen Erfahrungsgedächtnis, dem großen Erfahrungsschatz mit dem weit verzweigten, umfassenden Wissen, kann es aus dem Vollen schöpfen, mit starken somatischen Markern die Richtung weisen, positive Stimmungen erzeugen und Antrieb schaffen.[28]

In der Pyramidenspitze wohnt die Kraft

Ganz weit oben, auf der Haltungsebene der Zielpyramide, werden die zentralen Lebensthemen verhandelt, die Stoffe, aus denen Schicksalsromane und große Opern gemacht sind. Wenn ein Mensch in der Midlife-Crisis sich irgendwann vor einer halbleeren Whiskyflasche am Tresen einer schummrigen Bar wiederfindet, dem Barmann sein ganzes Leben erzählt und ihn dann fragt: »Warum mach ich das alles? Wozu soll das gut sein? Die Rennerei den ganzen Tag und immer perfekt sein, immer funktionieren, für was, frag ich dich, für was soll das gut sein? – Schenk noch einen ein …«, dann befasst er sich mit der höchsten Stufe der Pyramide. Es geht um die Frage nach dem Sinn seines Tuns, nach seiner Identität und um die Frage, welche möglichen Selbste er in seinem Repertoire hat und ob die für die weitere Zukunft tauglich sind. Auf der obersten Ebene der Zielpyramide entscheidet sich, ob ein Mensch zufrieden oder unzufrieden mit dem eigenen Leben ist. Von hier holt er seine Werte, das, was im Innersten wichtig ist, das, wofür es sich zu leben lohnt. Wer für sich selbst die Frage nach dem »Warum« nicht schlüssig beantworten kann, fühlt sich unbehaglich. Die Antworten, die auf diese Frage gegeben werden, können das ganze Leben lang dieselben sein, müssen aber nicht. Sie können sich auch je nach Lebensphase und Situation ändern. Es lohnt sich, auf der Haltungsebene ab und zu Inventur zu machen, um sicherzugehen, dass der Sinn des eigenen Tuns geklärt ist. Die beiden Arbeitsblätter, mit denen man die guten Gründe auflistet und dann nach dem Kriterium »eigene Gründe/fremde Gründe« sortiert, bearbeiten die Haltungsebene.

Der Einstieg in dieses Buch zielte mit der Frage nach den Absichten auf die Ergebnisebene. »Was wollen Sie?«, erkundigte ich mich am Anfang dieses Buches bei Ihnen. Wenn es um die Themen Gewicht, Fitness, Gesundheit oder Schönheit geht, bewegen sich die meisten Menschen auf dieser Ebene, sie streben ein Ergebnis an und formulieren auch ihre Ziele entsprechend. »Ich möchte einen BMI von 23 haben«, »Ich möchte modische Klamotten kaufen können«, »Ich möchte, dass mein Bauch mich nicht mehr beim Bücken stört«, »Ich möchte besser atmen können« sind alles Beispiele für die Ergebnisebene. Hier werden attraktive Endzustände in Worte gefasst, ein Zukunftsentwurf entsteht. Der Einstieg in die Zielpyramide kann auch an anderer Stelle erfolgen. Wenn Menschen eine Psychotherapie aufsuchen, kommt es eher vor, dass die Ziele gleich zu Beginn auf der Haltungsebene formuliert werden: »Ich möchte endlich glücklich sein«, »Ich will mich nützlich fühlen«, »Ich will mich geliebt fühlen«, »Ich möchte mutiger werden«, beziehen sich auf psychologische Haltungen, die direkt Teil der eigenen Identität sind. Gewicht, Fitness etc. führen jedoch – so meine Erfahrung – eher dazu, dass der Einstieg in die Zielpyramide eine Ebene tiefer erfolgt.

Warum sind die Ebenen der Zielpyramide so wichtig? Ist es nicht wurscht, wo einer einsteigt, wichtig ist doch das, was er nachher tut! Nein, denn die Ebene der Zielpyramide ist ganz wesentlich daran beteiligt, was man tut, weil die Verortung eines Zieles in der Pyramide Konsequenzen für die Motivationslage hat. Die Motivation ist, wie wir gesehen haben, auf der obersten Ebene am heißesten, eine Ebene drunter ist sie schon merklich abgekühlt. Ich habe Sie in diesem Buch auf der Ergebnisebene in die Zielpyramide eingeschleust und Sie dann durch die Fragen nach den Gründen dazu gebracht, Ihre Aufmerksamkeit in den oberen Bereich der Pyramide zu lenken. Ob Sie mit der aktuellen Formulierung Ihres guten Grundes von Arbeitsblatt Nummer 5 schon oben in der Pyramidenspitze angelangt sind, weiß ich natürlich nicht, ich werde Ihnen aber in diesem Kapitel noch ein Verfahren zeigen, mit dem Sie zuverlässig ganz nach oben wandern können, damit Ihre Motivation auf Hochtouren läuft und die selbstregulierende Willenskraft zu zaubern beginnt.

Erinnern Sie sich, wie ich Sie zum Einstieg in dieses Buch abgeholt habe? Ich habe Sie gefragt, ob Sie auch zu den Menschen gehören, die alles zum Thema Ernährung und Abnehmen wissen, die wissen, was man tun sollte, sämtliche Bücher dazu gelesen haben, alle Expertenratschläge kennen und lediglich unter dem Umsetzungsproblem leiden. Ich habe Ihnen angekündigt, Sie durch einen Reflexionsprozess zu führen, der Ihnen hilft zu verstehen, was es mit Ihren Umsetzungsproblemen auf sich hat. Mit der Zielpyramide bekommen Sie jetzt den letzten Teil der Antwort. Die Expertenratschläge, die Diättipps, die Fettpunkt-Tabellen, die Bewegungs-Wochenpläne und die Fotostrecken mit den Work-outs für die beste Bauchmuskulatur aller Zeiten haben alle eines gemeinsam: Sie richten Ihren Blick in der Zielpyramide nicht nach oben, sondern nach unten. All diese Ratschläge befassen sich entweder mit der Verhaltensebene oder mit der Ausführungsebene. Es geht immer um die konkreten Tipps, was zu tun ist. Und je konkreter der Tipp ist, desto mehr ist das Motivationssystem kaltgestellt.

Die Reihenfolge macht's

Darf man sich denn überhaupt nie auf die unteren Ebenen der Zielpyramide begeben, sind gute Tipps denn immer ein Motivationsrisiko? Natürlich nicht. Die Reihenfolge macht's. Wenn auf der Haltungsebene alles klar ist, wenn dort oben ein wunderbares, prächtiges, goldenes, glänzendes und duftendes Identitätsziel prangt, dann ist das adaptive Unbewusste auch heiß auf Tipps zur Umsetzung. Die lernt es dann in blitzartiger Geschwindigkeit, beschützt sie mit Ziel-Abschirmung und überführt sie in Handlung, ehe der bewusste Verstand auch nur begriffen hat, was gerade los ist. In der Sprache der Wissenschaft spricht man davon, dass von der Haltungsebene aus die unteren Ebenen der Zielpyramide automatisch, flexibel und situationsgerecht gesteuert werden können. Wenn es also oben in der Spitze stimmt, brummt die ganze Pyramide. Wenn man jedoch nie über die oberen Ebenen nachgedacht hat und irgendeine Gesundheitsabsicht dadurch in Handlung umsetzen will, dass man sich mit der Ausführungsebene beschäftigt und kaltgepresstes Rapsöl mit dem Teelöffel abzumessen beginnt, dann ist dieses Unterfangen auf lange Sicht mit großer Wahrscheinlichkeit zum kläglichen Scheitern verurteilt. Und wenn dann im Ratgeber auch noch der Super-Motivationstipp steht: »Wenn Sie einmal mutlos sind, dann sagen Sie sich mehrmals vor: ›Ich schaff's!‹, und kaufen Sie sich einen Ring, um diese Überzeugung zu ankern«, dann liegt es wirklich nicht an Ihnen und Ihrer mangelnden Willenskraft, wenn Sie mit dieser Art von

Hilfestellung nicht weiterkommen. Dann taugt der Tipp nichts.

Müssen Sie jetzt darum alle Ratgeber entsorgen? Aber nein! Alle Bücher, die Sie in Ihren Regalen stehen haben, können Sie unter Umständen prima gebrauchen – sofern oben in der Pyramidenspitze ein Identitätsziel zu finden ist, das mit all den Tipps auf der Verhaltens- und Ausführungsebene etwas anfangen kann. Wenn Sie bemerken, dass Ihr Identitätsziel sich eigentlich um ganz andere Belange dreht, dann brauchen Sie die Ratgeber nicht mehr, in der Tat. Jemand, der den Mount Everest besteigen will, braucht dafür kein Buch über Hasenzucht. Welche Ratgeber-Bücher mit Ihrer Identität zusammenpassen, entscheiden Sie selbst.

Wie kann man die Haltungsebene ansteuern und damit in die Spitze der Zielpyramide klettern? Auch das kann über Sprache geschehen. Am besten eignen sich dazu Zielvarianten, die sich sehr metaphorisch und bildhaft anhören. Dadurch, dass starke, emotionsgeladene Bilder verwendet werden, gelingt es, die Wahrnehmungsebene anzusprechen, Sinneswahrnehmungen und körperliche Vorstellungen hervorzurufen und damit Willenskraft zu aktivieren. Die Psychoanalytikerin Wilma Bucci (2001) hat diese Zusammenhänge detailliert beschrieben. Unbedingte Voraussetzung für die Suche nach emotionsgeladenen Sprachbildern ist, dass man die Somatische-Marker-Diagnostik beherrscht. Dann ist es ganz klar, welche Art der Formulierung die stärksten Gefühle mit sich bringt und die Turbokraft erzeugt, die man braucht, um auf lange Sicht bei der Stange zu bleiben. ·

Die Aufgabe besteht jetzt darin, aus dem guten Grund, der als Resultat des Arbeitsblattes 5 aufgeschrieben wurde, eine Art Motto zu bilden. An der Universität Zürich arbeiten wir seit vielen Jahren mit den Identitätszielen in Mottoform, und ich werde einige gute Beispiele auflisten, damit Sie sich vorstellen können, wie so etwas aussehen kann.

Beispiele für Identitätsziele in Mottoform

Ich mit mir, 2 zu 4
(Möchte Work-Life-Balance erzeugen und von 4 Büro-Arbeitstagen an 2 Tagen pünktlich Schluss machen, um noch laufen zu gehen)

Meine Kraft ist die Ruhe
(Möchte in Ruhe essen, ohne Hast und Eile)

Buddha begleitet mich
(Möchte überflüssigen Verführungen widerstehen)

Der alte Löwe durchstreift sein Revier
(Möchte in Würde altern und dabei beweglich sein)

Ich räume meine Seele auf
Möchte sich im Freien aufhalten)

Ich bin Harmonie mit Gott und meiner Natur
(Möchte sich selbst lieben)

Ich genieße mit Leichtigkeit
(Möchte die Sättigungsgrenze beachten)

Ich entdecke den jungen Tag
(Möchte frühmorgens laufen gehen)

Der Berg ruft!
(Möchte beim Bergwandern mit den Kumpels mithalten können, darum für regelmäßige Bewegung sorgen)

Ich setze energisch Prioritäten!
(Möchte Maßnahmen für sein eigenes Wohlbefinden wichtiger nehmen und besser gegenüber der Umwelt vertreten)

Das Motto in eigener Sache

Das Motto soll so etwas wie ein persönlicher Wahlspruch sein. Adelsgeschlechter hatten oft einen Wahlspruch in ihrem Wappen oder auf ihrer Flagge. Er diente dazu, den Mitgliedern dieses Adelsgeschlechtes ein verbindliches Regelwerk darüber zu geben, an welcher inneren Haltung sie ihre Handlungen ausrichten sollten. Außerdem hatte er eine identitätsstiftende Funktion. Wenn Firmen heutzutage versuchen, durch Firmenleitbilder Corporate Identity zu erzeugen, arbeiten sie auch mit solchen Leitsätzen. Viele Sprichworte, Bibelzitate oder Verse, die im Kalender oder im Poesiealbum stehen, erfüllen eine ähnliche Funktion. »Ehre den Tag!«, »Gott ist mit Dir!«, »Ora et labora«!, »Das letzte

Hemd hat keine Taschen«, »Don't worry, be happy« aus motivationspsychologischer Sicht zielen alle diese Sprüche auf die Haltungsebene. Sie möchten die Einstellung des Menschen ändern und dadurch erreichen, dass das komplette Verhaltensrepertoire an dieser übergeordneten Haltung ausgerichtet wird. Mit dieser Methode arbeitet man seit Menschengedenken, weil man intuitiv immer gespürt hat, welche ungeheure handlungssteuernde Potenz solch eine Einflussnahme auf der Haltungsebene hat. Wenn es genügt, ein wichtiges Motto gut in ein menschliches Gehirn einzupflanzen, dann braucht man sich als Elternteil, als Pfarrerin, als politisch tätiger Mensch oder als Werbefachmann keine Sorgen um die Verhaltensebene mehr zu machen. Die läuft dann von alleine, wie geschmiert. Darum eignet sich ein Motto auch besonders gut, um große Gruppen von Menschen, bei denen ja schon rein zahlenmäßig nicht jedem einzelnen ein persönlicher Coach zur Seite gestellt werden kann, zu einem bestimmten Verhalten zu bewegen.

Natürlich ist ein Bibelspruch inhaltlich und vom spirituellen Gehalt her auf einer anderen Ebene anzusiedeln als die »Du darfst!«-Werbung oder ein an wirtschaftlichen Interessen orientiertes Firmenleitbild. Trotzdem lohnt es sich, die Gemeinsamkeit herauszuarbeiten, und die liegt in der Form der Einflussnahme. In allen Fällen wird die Haltungsebene angesprochen. Und Sie werden nun zum Prediger, zur Chefin oder zur Werbefachperson in eigener Sache. Denn das persönliche Motto unterscheidet sich in der Vorgehensweise nicht vom Firmenleitbild oder vom Werbeslogan, wohl aber im Inhalt. Es ist ausschließlich mit eigenen Inhalten bestückt. Wenn Sie sich nun daranmachen, Ihr eigenes Motto zu entwerfen, dann können Sie sich an den Beispielen aus diesem Buch orientieren, falls Sie bemerken, dass eines Ihnen ganz besonders gut gefällt (Somatische-Marker-Diagnostik!). Wichtig ist hierbei jedoch: Beispiele sind Beispiele, mehr nicht. Ein Motto entfaltet die Wirkung auf der Basis eines vorgängigen Reflexionsprozesses. Man kann Identitätsziele nicht einfach abkupfern. Unbedingte Voraussetzung für die situationsübergreifende und nachhaltige Wirksamkeit ist, dass man sein Motto selbst erzeugt hat, dass man darum gerungen hat, dass man unter Umständen auch einmal eine schlaflose Nacht hatte, mit Freunden geredet hat oder verzweifelt war. Nur dann ist das adaptive Unbewusste durcheinandergewühlt und neu geordnet. Indem man mit dem eigenen Motto arbeitet, ist man in der Lage, sein adaptives Unbewusstes von fremden Einpflanzungen zu reinigen, sämtliche vorhandenen Aliens zu verabschieden und die eigenen Werte und Überzeugungen zu stärken und nachhaltig zu pflegen.

Auf der folgenden Seite finden Sie das Arbeitsblatt, das Ihnen dabei helfen soll, ein Motto zu erfinden. Oben wird der gute Grund eingetragen, der alle Checks passiert hat und da umgearbeitet wurde, wo es sich als nötig herausgestellt hatte. Darunter sehen Sie ein netzartiges Gebilde. Das soll das neue neuronale Netz symbolisieren, das Sie im Lauf der Arbeit in diesem Buch erzeugt haben. Die einzelnen Enden des Netzes werden jetzt mit Ideen gespickt, wie sich der gute Grund in Mottoform ausdrücken lassen könnte. Diese

Arbeit eignet sich ausgezeichnet für die Durchführung in Gruppen. Es darf dabei lustig, kreativ, ausgelassen und fröhlich zugehen. Veranstalten Sie mit einem oder mehreren gescheiten Menschen eine kleine Brainstorming-Sitzung. Suchen Sie nach Bildern, Fotografien oder Gegenständen, die sich als Symbol für ein gutes Motto eignen würden. Im Seminar schicken wir die Teilnehmenden hierzu manchmal auf einen Spaziergang, mit der Aufgabe, innerhalb von einer Stunde etwas zu suchen, das sich als Symbol für ihr Motto eignen würde. Zu diesem Symbol spenden dann die anderen Teilnehmenden ihre Ideen. Die Ideen mit dem stärksten positiven somatischen Marker werden an die Ideenspitzen des Netzwerkes eingetragen, und dann wird daraus ein Motto geformt.

Lassen Sie sich auch für diesen Schritt ruhig wieder alle Zeit der Welt. Manche Menschen haben ihr Motto schon am Schluss des Arbeitsblattes 5 gefunden, sie brauchen gar kein Brainstorming mehr. Manche Menschen brüten tagelang über der perfekten Mottoform. Wenn Sie spüren, dass sich Ihr guter Grund allmählich so anzufühlen beginnt wie die Arbeit für den Maurer, der eine Kathedrale baut, dann sind Sie auf dem richtigen Weg.

Mein Motto erfinden

Mein guter Grund in der endgültigen Fassung

Ich _____

_____

_____

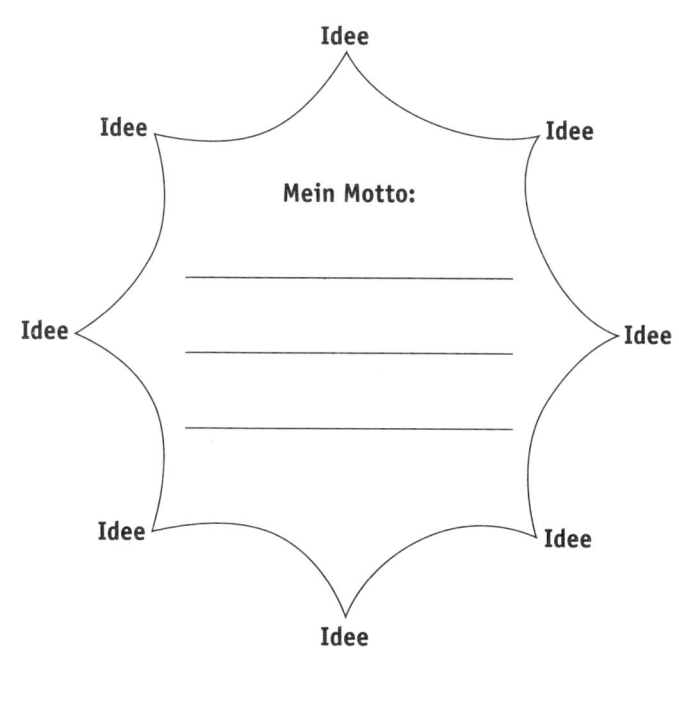

7. Kapitel

Von Kathedralen und Schwarzwälder Kirschtorten:
Ab sofort wird alles anders!

Wenn Sie bis hierher gelesen haben, ohne die Arbeitsblätter auszufüllen, ist nun der Zeitpunkt gekommen, um an den Beginn dieses Buches zurückzublättern und sich die Absicht noch einmal durchzulesen, die dort gleich am Anfang notiert wurde. Wenn Sie die Absicht, die dort steht, mit all dem Wissen, das Sie jetzt erworben haben, auf sich wirken lassen: Wie ist Ihr erster Eindruck? Ist die Absicht der ersten Seite Ihre eigene, ist sie fremd oder wissen Sie das noch gar nicht genau? Gibt sie gute, schlechte oder gemischte Gefühle? Beinhaltet sie die Autonomiegarantie? Bezieht sie sich auf die obere oder auf die untere Hälfte der Zielpyramide? Wenn Sie spüren, dass für Ihre Absicht Überarbeitungsbedarf besteht, dann ist es sicher eine gute Idee, die Arbeitsblätter in aller Ruhe – gegebenenfalls in Gemeinschaft – durchzuarbeiten und die eigene Absicht in eine Form zu bringen, die selbstregulierende Willenskraft erzeugt und Ihr Ich-Gewicht unterstützt.

Wer sich gleich beim ersten Durchlesen schon ein eigenes Motto gebaut hat, kann dies jetzt auf sich wirken lassen. Wenn alles so gelaufen ist, wie ich mir das vorstelle, dann sollte Ihr Motto starke positive somatische Marker auslösen, und Sie sollten ein sicheres und vertrauenswürdiges Gefühl von Eigenheit empfinden, wenn Sie sich Ihr Motto vorsprechen, es lesen oder es sich auf andere Weise vergegenwärtigen. Der Mann, der mit dem Motto »Der alte Löwe durchstreift sein Revier« arbeitet, wurde aufmerksam auf das Plakat eines Bankhauses in Zürich, das mit einem wunderschönen, würdevollen Löwen warb. Er beschaffte sich dieses Motiv in diversen Variationen und scannte es in seinen Computer als Bildschirmhintergrund ein. Das Bild des würdevollen Löwen versetzte ihn genau in die Stimmung, die zu seiner Identität, seinem Ich-Gewicht und zu seiner Vorstellung von einem guten Alter passte, und erinnerte ihn an seine Absicht. Auch Ihr adaptives Unbewusstes freut sich über solche Erinnerungshilfen. Sie erleichtern ihm die Arbeit.

Um den Prozess, den Sie durchlaufen haben, vollständig zu beenden und den Kreis zu schließen, gebe ich Ihnen noch eine Zusammenfassung der sieben Schritte, die in diesem Buch besprochen wurden, und dann noch einmal eine Zeile, auf der Sie Ihr Motto notieren können.

Die 7 Schritte zum Ich-Gewicht

1. Absicht formulieren
2. Bedeutungsebene und Wahrnehmungsebene sortieren
3. Eigene Gründe von fremden Gründen trennen
   Weiterarbeit mit dem stärksten eigenen Grund
4. Check: Annäherungsziel statt Vermeidungsziel
5. Check: Autonomie statt Abhängigkeit
6. Check: Somatischer Marker 70 Plus
7. Mottobildung: Haltungsebene statt Verhaltensebene

Mein Motto

… und die Ratschläge?

Was heißt jetzt »Ab sofort wird alles anders!«, wie es in der Kapitelüberschrift steht? Wann kommen die Ratschläge, was denn nun konkret zu tun ist? Ratschläge werden Sie in diesem Buch nicht finden, das habe ich eingangs angekündigt.

Ich mute Ihnen zu, mit dem Wissen, über das Sie jetzt verfügen, Ihren eigenen Weg zu finden. Dies tue ich, weil ich davon überzeugt bin, dass es die einzig richtige Form der Lebensführung ist, sich den eigenen Weg zu erschaffen. Man kann sich dabei natürlich an Vorschlägen oder guten Beispielen orientieren, das erleichtert vieles. Aber zum Individuum mit Eigenart wird man nur und ausschließlich durch den eigenen Weg. Ich weiß, wie schön es wäre, wenn eine gute Formel bestünde, an die man sich einfach halten könnte, um alles richtig zu machen. Die Sehnsucht nach so einer Formel tragen viele Menschen in sich. Aber diese Formel gibt es nicht. Wer anfangen will, das eigene Leben aktiv zu gestalten und die Weichenstellungen nicht länger den Einflüssen der Außenwelt zu überlassen, wird für diese Unternehmung Zeit aufwenden müssen. Und zwar vermutlich nicht nur einmal, so, wie man den Führerschein macht und dann immer Auto fahren darf, sondern dauerhaft. Das Ich-Gewicht mit selbstregulierender Willenskraft zu erzeugen ist eine Lebensaufgabe, kein einmaliger Akt. Aber die Aufgabe ist eine schöne, interessante und vielversprechende und sie hilft Ihnen, sich selber treu zu bleiben und als unverwechselbares Individuum durchs Leben zu gehen.

Und bei alldem soll jetzt ein Mottosatz helfen? So ist es. Das persönliche Motto, in Wissenschaftssprache das persönliche Identitätsziel, ist der Schlüssel für alle weiteren Unternehmungen. Wer anfängt zu handeln, ohne die Haltungsebene geklärt zu haben, stochert im Nebel, und die Handlungen laufen Gefahr, beliebig zu sein. Nur wer die eigenen Handlungen an einer sorgfältig erarbeiteten Haltung ausrichtet, der bekommt eine Linie in das Leben, die von der Gegenwart in die Zukunft reicht.

Sie können kaum glauben, dass ein paar Worte so wichtig sein sollen? Diese Zweifel erlebe ich immer wieder. Es ist eigentlich fast normal, dass der Stellenwert der psychischen Situation für Handlungen aller Art systematisch unterschätzt wird. Ich führe das darauf zurück, dass alles, was mit Psychologie zu tun hat, unsichtbar ist. Der Zimmermann sieht unmittelbar ein, dass es ganz wesentlich für den Erfolg ist, einen präzisen Bauplan zu haben, bevor der erste Nagel eingeschlagen wird, damit am Ende auch wirklich ein Haus entsteht und keine Hundehütte. Wenn man eine Schwarzwälder Kirschtorte backen will, ist es klar, dass man sich vorher ein gutes Rezept heraussucht und dann alle Zutaten einkauft, bevor man beginnt, Eier aufzuschlagen. Gute Vorbereitungen sind ein wesentlicher Faktor für den Erfolg der Handlung. Wer ausreiten will, muss das Pferd erst putzen, dann satteln, dann erst kann man aufsitzen. Immer dann, wenn es um Handlungen geht, die mit Tätigkeiten in der Außenwelt zu tun haben, ist unmittelbar einsichtig, dass ein Vorhaben eine gute Vorbereitung benötigt. Diese unmittelbare Einsicht ist offenbar nicht gegeben, wenn es um die Dinge der Innenwelt geht.

Psychologische Vorhaben werden von den allermeisten Menschen unterschätzt, was ihren Vorbereitungsbedarf betrifft. Im Innenleben sieht man nichts. Und das adaptive Unbewusste, das dieses Innenleben zu einem großen Teil vertritt, hat keine Sprache. Es kann nur mit Gefühlen und Körperempfindungen kommunizieren, und viele Menschen haben gelernt, dass man diese Signale unterdrücken muss, um zum Erfolg zu kommen. Die Signale wären ja da, man könnte sich damit befassen. Aber in unserer Kultur gelten andere Werte. Die meisten Menschen haben gelernt, dass Willenskraft darin besteht, sich über diese Signale hinwegzusetzen, und nicht darin, diese Signale ernst zu nehmen, sie als Orientierungshilfe zu benutzen und sie mit Verstandestätigkeit zu synchronisieren. Dieser »dynamische Ausgleich zwischen multiplen, teilweise antagonistischen Anforderungen« beruht auf der »bemerkenswerten Fähigkeit unseres Gehirns, das Zusammenspiel sensorischer, kognitiver und motorischer Systeme von einem Moment zum nächsten im Sinne übergeordneter Ziele auf immer wieder neue Weise konfigurieren und koordinieren zu können«, so beschreibt es der auf Willenshandlungen spezialisierte Psychologe Thomas Goschke (2006, S. 126). Mit anderen Worten: Das Gehirn kann die verschiedenen und zum Teil gegensätzlichen Kräfte, die in unserem Inneren um die Vorherrschaft streiten, wunderbar koordinieren, wenn es weiß, wo die Reise hingehen soll.

Das übergeordnete Ziel, das dabei hilft, die bemerkenswerte Koordinationsfähigkeit des Gehirns zu benutzen, um das Thema des Ich-Gewichts zu bearbeiten, ist dieser scheinbar so harmlose Motto-Satz, der am Ende des Kapitels 6 gebildet wird. Übergeordnete Ziele sind keine belanglosen Worthülsen. Übergeordnete Ziele sind ein wesentlicher Gesichtspunkt, der den Menschen von einer reizgesteuerten Amöbe unterscheidet. Der Mensch ist in der Lage, das eigene Handeln an übergeordneten Zielen auszurichten, und ist dadurch von seiner Umwelt unabhängiger, als eine Amöbe das zu sein vermag. Voraussetzung dafür, dass ein Mensch sich in diesem Sinne menschlich und nicht amöboid verhält, ist allerdings, dass er beginnt, die bemerkenswerte Fähigkeit seines Gehirns auch entsprechend zu verwenden. Und der Motto-Satz ist der Dreh- und Angelpunkt dieses Vorhabens.

In diesem Buch stehen Gewicht, Gesundheit und Schönheit im Mittelpunkt des Interesses. Willenskraft und übergeordnete Ziele können für diese Themen erzeugt werden, aber natürlich auch für andere. Vielleicht haben Sie Lust bekommen, einmal eine Gründeliste für Ihre berufliche Situation zu erstellen oder für die familiäre Lebenslage. Dann können Sie genau dieselben Arbeitsblätter verwenden wie für das Ich-Gewicht. Denn das Gehirn funktioniert in dieser Hinsicht immer gleich, unabhängig vom Thema.

Was das Ich-Gewicht betrifft, sind Sie jetzt mit Ihrem Motto-Satz dazu in der Lage, diesen Lebensbereich von Grund auf neu zu ordnen. Das geht bei manchen Menschen ganz schnell, bei anderen braucht das viel Zeit. Was kann man alles mit dem Motto anfangen? Mit dem Motto, das Ihr eigenes ist, können Sie jetzt zum Beispiel Ihre Ratgeber-Bücher ausmisten. Einiges wird zum Motto passen, das bleibt im Regal, anderes passt nicht mehr, das schenken Sie dem Roten Kreuz für den Weihnachtsbasar. So, wie man die Bücher aussortiert, kann man auch den Kleiderschrank ausmisten. Welche Kleider passen zum Motto, welche nicht? Der Terminkalender wird ebenfalls einer Motto-Inventur unterzogen. Welche Zeiträume benötigt man, um entsprechend dem Motto zu handeln? Welche Termine müssen verändert, welche Menschen informiert werden? Das soziale Netz, in dem man lebt, sollte dringend unter der Motto-Perspektive betrachtet werden. Welche Menschen, mit denen Sie zu tun haben, wirken unterstützend auf Ihr Motto, welche behindern es? Wie können Sie es langfristig einrichten, dass Sie mehr mit unterstützenden Menschen zu tun haben als mit hinderlichen? Welche Verhaltens-Tipps entsprechen Ihrem Motto und welche sind völlig unpassend?

Die Eigenart lieben lernen

Bei der großen Aufräumaktion, die Sie jetzt in Angriff nehmen, richtet sich alles an Ihrem Motto aus. Dabei gibt es eine große Leitlinie. Wichtigstes Ziel auf dem Weg zum Ich-Gewicht ist es, die Option auf Verschiedenheit zu sichern. Es gibt verschiedene Körperformen und es gibt verschiedene Lebensalter. Warum müssen sich asiatische Frauen ihre Augenform westlich normieren und ihre Beine künstlich brechen lassen, um sie unter unsäglichen Schmerzen auf

westliche Model-Maße zu strecken? Ist es wirklich wünschenswert, dass die Menschen in China gleich aussehen
wie die Menschen in North-Carolina? Technisch möglich ist
viel, und darum ist auch für manche Menschen »der opera-
tive Eingriff in den Körper zur Styling-Alternative« geworden (Hartmann, 2006, S. 212). Gilt das für alle? Wer hat die
Macht, solch diktatorische Ideale in die Welt zu setzen? Warum sollen Menschen nicht in Würde verrunzeln können,
wie es jeder Apfel, jede Birne kann? Eine Frau, die gebo-
ren hat, hat Spuren der Mutterschaft an ihrem Körper. Ein
Mann, der sein Leben lang körperlich hart gearbeitet hat,
hat Schwielen an den Händen. Es sind Spuren des eigenen
Lebens und der Eigen-Art. Muss man darüber betrübt sein,
weil es von einer Norm abweicht? Welche Möglichkeiten
hat der einzelne Mensch, sich eine gute Meinung über seine Körperform selbstbestimmt, gelassen und zufrieden zurückzuerobern?

Werden Sie sensibel gegen jede Art von Normierungsver-
such, insbesondere, wenn hinter den Vorgaben von außen
wirtschaftliche Interessen vermutet werden können. Diese Sensibilität gegen Normierung ist nicht gleichbedeutend
mit Verzicht auf Liebe zur Ästhetik und Entlassung aus der
Pflicht zur Selbstfürsorge. Sind Verschönerungsmaßnahmen
schlecht? Ist es überflüssig, sich um die eigene Gesundheit
zu kümmern? Selbstverständlich nicht. Bei der ganzen Frage nach Schönheit, Gewicht und Fitness geht es aus psychologischer Sicht um die Reihenfolge. Wenn man merkt,
dass man mit sich und seinem Leben unzufrieden ist, sollte man zunächst die eigenen Gründe klären und das eigene

Unbewusste erforschen. Wenn sich am Ende eines sorgfältigen Explorationsvorgangs ergibt, dass man sich die Lider straffen lassen will, das Essverhalten unter die Lupe nimmt oder einen Power-Yoga-Kurs belegt, ist das okay. Es ist deswegen okay, weil die Maßnahme nach der Überlegung kommt. Nicht okay ist, wenn reflexhaft versucht wird, jeder Form von Unzufriedenheit mit einer Umgestaltung des eigenen Körpers begegnen zu wollen, ohne die Möglichkeit der Überlegung auch nur in Erwägung zu ziehen.

Die Debatte ums richtige Essen und um die Gesundheit ist angeheizt. Das ist kein Wunder, denn diese Themen sind direkt an massive wirtschaftliche Interessen gekoppelt. Die Gemengelage ist für Außenstehende nicht zu entwirren. Um sich in dem komplizierten Dickicht von Zusammenhängen, Beweislagen und Expertenäußerungen zurechtzufinden, bedarf es einer eisernen Regel: Einfache Schwarz-Weiß-Malerei und krasse Polarisierungen sollten unbedingt vermieden werden, auch wenn sie die Meinungsbildung scheinbar erleichtern. Man kann sich durch die Fülle an Informationen zum Thema Gewicht, Gesundheit und Fitness nur gut hindurchbewegen, indem man die Ruhe bewahrt, Menschen mit zementierten Ansichten als Ratgebende meidet und in einem guten Mix aus Information und Nachspüren, was einem selbst guttut, unentwegt am eigenen Standpunkt arbeitet.

Das Terrain der Selbstbestimmung erobern

Die Auswahl an Lebensentwürfen und an zur Verfügung stehenden Gestaltungsmöglichkeiten, die viele Menschen heute genießen, ist riesig. Wer Wahlmöglichkeiten hat, braucht aber auch Wahlkompetenz. Und genau mit dieser Thematik habe ich Sie jetzt über sieben Kapitel beschäftigt. Dies ist kein weiteres Buch über Diäten, Abnehmtipps und Sportvorgaben, denn davon gibt es bereits genügend – sogar eher zu viel als zu wenig. Dieses Buch behandelt ausschließlich einen Aspekt der gesamten Thematik der gesunden Lebensführung: die Psychologie des Ich-Gewichts. Es bedient sich hierzu der Erkenntnisse eines Kreises von psychologischen Wissenschaftlerinnen und Wissenschaftlern, die in jahrzehntelanger akribischer Forschung viel abgesichertes Wissen über die Selbstregulationsfähigkeiten des psychischen Systems zusammengetragen haben. Dieses Buch hat die Absicht, Menschen einen Leitfaden dazu in die Hand zu geben, sich ein wichtiges Terrain zu erobern: das Terrain der Selbstbestimmung. Denn dies wird ihnen in der heutigen Zeit immer schwerer gemacht, weil die Beeinflussungsversuche in der Medienlandschaft allgegenwärtig sind. Selbstbestimmt leben heißt, den Begriff der Normalität für sich individuell zu definieren. Normalität hat ein riesiges Spektrum an Varianten. Innerhalb dieses Variantenreichtums den eigenen Platz zu finden und sich da gut zu verwurzeln, das ist die Kunst. Wer extremes Unter- oder Übergewicht hat, begibt sich in professionelle Hände, genauso wie jemand, der Zahnweh hat oder unter chronischen Rückenschmerzen leidet. Dazwischen gibt es ein großes Mittelfeld, in dem alle anderen Menschen wohnen – die langen Schlanken, die kleinen Zierlichen, die molligen Runden und die muskulösen Athletischen. Alle sind sie gesund, alle sind sie auf ihre Art schön, alle sind sie individuell. Diese Vielfalt ist bereichernd, und es muss uns allen ein Anliegen sein, sie zu bewahren und sie nicht zugunsten einer Norm, die wirtschaftlichen Interessen dient und viele Menschen unglücklich macht, zu opfern. Je mehr Menschen ein sicheres Gespür für ihr Ich-Gewicht entwickeln, desto weniger Macht können die Gleichmacher und Normierer ausüben.

Es gibt Interessengruppen für den Artenschutz von Schmetterlingen, von Blumengattungen und von alten Kartoffelsorten. Wer kümmert sich um den Artenschutz der menschlichen Vielfalt? Kümmern Sie sich darum! Ihr Beitrag zum Artenschutz der menschlichen Vielfalt besteht darin, Ihre Fähigkeit, selbstregulierende Willenskraft zu erzeugen, dafür einzusetzen, Ihre persönliche Variante von Ich-Gewicht zum Gedeihen und Blühen zu bringen. Und jedes Individuum, dem es gelungen ist, den fremden Einflüssen zu kündigen und ihnen für die eigene Psyche Hausverbot zu erteilen, trägt alleine durch die Tatsache der eigenen Existenz zur Bereicherung der Artenvielfalt bei. Jeder rundliche Mensch, der glücklich mit dem Runden ist, jeder runzlige Mensch, der das Altern als normalen Teil des Lebens betrachtet, jeder Mensch mit einer außergewöhnlichen Nase, der diese Nase nicht als einen Störfaktor, sondern als ein Charakteristikum auffasst, hat eine selbstverständliche Ausstrahlung und kann anderen Menschen dabei helfen, ein

Vorbild zu haben, um sich selbst vom Druck der Norm zu verabschieden. Das ist es, was ab sofort anders werden sollte, in meinen Augen zumindest.

In diesem Sinne wünsche ich Ihnen eine richtig gute Portion Sturheit und als Beilage eine große Kelle Beharrlichkeit, garniert mit einer kräftigen Prise Eigensinn. Wenn Sie von dieser Mahlzeit genug zu sich nehmen, dann werden Sie im Laufe der nächsten Zeit immer besser wissen, was es für Sie persönlich heißt, Ihr Ich-Gewicht zu besitzen.

Guten Appetit!

Wünscht Ihnen

Maja Storch

Anmerkungen

1 Dieses Buch richtet sich an Menschen, deren Essverhalten weitgehend normal ist und deren Hauptproblem im Kampf mit ihrem schlechten Gewissen besteht. Ihnen soll dabei geholfen werden, ihre Motivlage zu klären und ihre Handlungsabsicht mit der unbewussten Bedürfnislage abzustimmen. Oftmals sind jedoch die Übergänge vom Bemühen um eine gesunde Ernährung oder um ein kontrolliertes Essverhalten zum Beginn einer Ess-Störung fließend und gar nicht so leicht zu bestimmen. Wenn Sie für sich selbst oder für einen Menschen aus dem Freundeskreis diesbezüglich besorgt sind, lege ich Ihnen drei Bücher ans Herz, die sich als Einstieg in die Selbsthilfe sehr gut eignen, Ihnen eine erste Einschätzung ermöglichen und vom theoretischen Hintergrund her mit allem, was in diesem Buch dargestellt wird, bestens kompatibel sind.

Fairburn, Ch. G. (2004). Ess-Attacken stoppen. Ein Selbsthilfeprogramm. Huber: Bern.
Christopher G. Fairburn ist Professor für Psychiatrie an der Universität Oxford. Er ist einer der führenden Experten auf dem Gebiet der Ess-Störungen und hat in diesem Buch alles zusammengetragen, was man derzeit über die Entstehung von Ess-Störungen weiß, trennt Sinn von Unsinn bei der Behandlung von Ess-Störungen und gibt eine gut umsetzbare Anleitung zur Selbsthilfe.

Gerlinghoff, M. & Backmund, H. (2003). Essen will gelernt sein. Ein Arbeits- und Rezeptbuch. Beltz: Weinheim.
Monika Gerlinghoff und Herbert Backmund sind Ärzte und Psychotherapeuten. Dieses Buch gibt einen Einblick in ihre Arbeit am »Therapie-Centrum für Ess-Störungen« in München, enthält viele beeindruckende und aussagekräftige Fallbeispiele von Patientinnen und hilft, das eigene Essverhalten zu analysieren.

Schmidt, U. & Treasure, J. (2000). Die Bulimie besiegen. Ein Selbsthilfe-Programm. Beltz: Weinheim.
Ulrike Schmidt und Janet Treasure sind Ärztinnen für Psychiatrie an der Klinik für Ess-Störungen am Maudsley Hospital in London. Dieses Buch haben sie für ihre Bulimie-Patientinnen geschrieben. Weil die Ess-Brech-Sucht oft mit hoher Scham verbunden ist, scheuen sich viele der Betroffenen, Hilfe aufzusuchen. Schmidt und Treasure konnten in ihren Untersuchungen zeigen, dass der Einstieg mit ihrem Selbsthilfeprogramm vielen Patientinnen bereits hilft, die Anzahl des Erbrechens über die Woche bedeutsam zu reduzieren.

2 Moderne Theorien des Unbewussten versuchen natürlich auch, die älteren psychoanalytischen Vorstellungen von der Funktionsweise der Psyche daraufhin zu untersuchen, welche Annahmen heute noch haltbar sind und welche nicht mehr. Die älteren Psychoanalytikerinnen und Psychoanalytiker wie Melanie Klein, Carl Gustav Jung, Karen Horney oder Harry Stack Sullivan, um

außer Sigmund Freud und seiner Tochter Anna Freud noch einige weitere zu nennen, verfügten noch nicht über die innovative Technologie der Hirnforschung, die den Wissenschaften heute zur Verfügung steht. Sie waren oft auf Spekulationen angewiesen, um ihre Theorien zu entwickeln und lagen darum manchmal auch falsch. Vieles von dem, was damals beobachtet und schriftlich niedergelegt wurde, lässt sich jedoch inzwischen bestätigen.

Aus psychoanalytischer Sicht findet sich ein Überblick über die Geschichte des Unbewussten bei Ellenberger (2005). Die Perspektive der Hirnforschung beschreibt Roth (2001). Ansermet und Magistretti (2004) verbinden Psychoanalyse und Hirnforschung. In der Psychologie laufen entsprechende Theorien unter dem englischen Namen *dual-process theories*. Obwohl diese Theorien durchaus einige Fragen noch kontrovers diskutieren, sind sie sich doch in den wesentlichen Punkten einig. Einen Überblick geben Strack und Deutsch (2004). Was das Unbewusste zur Motivation beiträgt, diskutieren Scheffer und Kuhl (2006).

3   Der Begriff *Gefühl* wird in diesem Buch als Sammelbegriff benutzt. In der Psychologie ist es manchmal wichtig, zwischen Affekt, somatischem Marker, Emotion und Stimmung zu unterscheiden. *Affekt* ist der allgemeinste dieser drei Begriffe, er bezieht sich auf Basisgefühle, die aus der Sicht des Individuums im Körperinneren erlebt werden. Jeder Affekt hat eine körperliche Komponente,

die als somatischer Marker bezeichnet wird. *Emotionen* sind ein Spezialfall der grundlegenderen Kategorie der Affekte. Sie werden aus der Ich-Perspektive beobachtet und können sprachlich beschrieben werden. *Stimmungen* sind affektive Zustände, die sich über einen längeren Zeitraum erstrecken. Wenn diese Differenzierung zum Textverständnis nicht dringend benötigt wird, wird in diesem Buch der Begriff *Gefühl* verwendet, ansonsten der spezifische Begriff.

4 Die psycholinguistische Perspektive hierzu beschreibt Bargh (2006) in einer aktuellen Übersicht. Diesbezügliche Standardwerke sind die Bücher von Lakoff & Johnson (1997; 1999).

5 Ich benutze den Begriff *emotionales Erfahrungsgedächtnis* wegen seiner Anschaulichkeit in Anlehnung an Roth (2001).

6 Das Gehirn ist sogar in der Lage, über die von Damasio sogenannte »also-ob« Schleife (mit Vorstellungen) die somatischen Marker zu simulieren, ohne das entsprechende Körpergeschehen tatsächlich auszulösen.

7 Die Unterscheidung zwischen *Body-Image* und *Body-Schema* entspricht in gewisser Hinsicht der Unterscheidung zwischen Körper und Leib des Philosophen und Soziologen Plessner (*1892–†1985). Die klassische Unterscheidung von Plessner lautet: Ich **habe** *einen Körper,*

aber ich **bin** *mein Leib.* Bei Gugutzer (2002) findet sich eine Einführung in den Zusammenhang zwischen Leiberleben, Körper und Identität, die mit der Unterscheidung von Plessner arbeitet.

8 Bei Storch & Riedener (2005) ist die entwicklungspsychologische Perspektive beschrieben, wie aus der Wahrnehmung des Körper-Selbst beim Neugeborenen im Laufe des Heranwachsens das Identitätserleben entsteht.

9 Mitchell (2003) hat den aktuellen Forschungsstand über die Fähigkeit zur Selbstwahrnehmung bei Tieren dargestellt.

10 Strauch (2003) beschreibt in ihrem ebenso informativen wie unterhaltsamen Buch die Erkenntnisse der Hirnforschung über die Entwicklung im Jugendalter. Eine Entlastung für alle Eltern und Erziehenden!

11 Ein aktueller Übersichtsartikel zur Selbstaufmerksamkeit findet sich bei Carver (2003).

12 Das Gegenteil von Selbstaufmerksamkeit ist Flow, jener angenehme Zustand der Selbstvergessenheit, des Aufgehens im Hier und Jetzt, der einhergeht mit einer Auflösung des Gefühls für Körpergrenzen und einem ozeanischen Einheitsgefühl mit der Umgebung (Csikszentmihalyi, 2002).

13 Die Sozialwissenschaftlerin und Psychotherapeutin Blood (2005) hat ein lesenswertes Buch darüber geschrieben, welche widersprüchlichen Aussagen in Frauenzeitschriften transportiert werden und welche negativen Auswirkungen dies auf die psychische Situation der Leserinnen haben kann. In den 1970er-Jahren wurde Orbach mit ihrem Anti-Diät-Buch bekannt für eine feministische Perspektive auf den Schlankheitswahn.

14 Stief (2001) gibt zum Zusammenhang von Anspruchsniveau, Selbstwirksamkeitserwartung und Berufserfolg einen aktuellen Überblick.

15 Gabriele Klein, Professorin für Bewegungskultur, drückt dies so aus: »Der makellose Fitnesskörper ist nicht nur das entsprechende Äquivalent zur Gesellschaft der Bilder. Er ist selbst ein Bild-Körper, dessen Identitätsversprechen trügerisch ist, kann doch im performativen Akt (will heißen: Der Versuch, sich selbst diesen makellosen Körper herzustellen, Anm. MS) das Bild immer nur verfehlt werden.« (2005, S. 87)

16 Kuhl und Raschel (2004) vertiefen die Thematik der Entfremdung von eigenen Motiven und besprechen ausführlich, warum die Entfremdung vom Eigenen als die Ursache zahlreicher klinisch-psychologischer Krankheitsbilder betrachtet werden kann.

17 Das Thema *goal-shielding* kann vertieft werden durch die

Lektüre von Gollwitzer 1996; Shah, Friedman & Kruglanski, 2002 sowie Fishbach & Shah, 2006.

18 Der Begriff *possible selves* wurde von Markus & Nurius (1986) in einem vielzitierten Artikel eingeführt.

19 Vertieft wird diese Thematik von Reis et al. (2000).

20 Wie Knee et al. (2005) darlegen, darf *Autonomie* nicht mit *Egoismus* verwechselt werden. Ein autonomer Mensch kann auf der Basis der eigenen Unabhängigkeit die Bedürfnisse des Gegenübers ohne Druck wahrnehmen und fühlt sich frei, über gute Lösungen zu verhandeln.

21 Bei Rensing et al. (2006) findet sich eine aktuelle Darstellung des Stressgeschehens aus psychologischer und aus medizinischer Sicht. Storch et al. (in press) stellen in einer eigenen Studie dar, wie durch psychologisches Training die Ausschüttung des Stresshormons Cortisol positiv beeinflusst werden kann.

22 Zusammen mit meinem Kollegen Frank Krause habe ich zum Rubikonmodell ein Training entwickelt, das diese wissenschaftliche Systematik mit praktischen Übungen verbindet (Storch & Krause, 2002).

23 Zusammen mit Morf hat Mischel (2003) zu seiner Idee vom *heißen* und *kalten* System einen Übersichtsartikel verfasst.

24 Ich habe dieses Zitat aus dem Buch von Kehr (2004, S. 14), das einen guten Überblick über den Zusammenhang von Willen und Motivation ermöglicht. Kehr (2004, S. 33) zitiert auch Baumeister und Heatherton (1996) mit dem bemerkenswerten Satz: »Human beings may be the only species on the planet in which hungry individuals will voluntarily refuse to consume readily available, appealing food.«

25 Dieses Beispiel stammt von Yukl (1989, S. 206).

26 Wie diese Fähigkeit trainiert werden kann und welche Auswirkungen dies auf die Mitarbeiter hat, besprechen Barling et al. (1996).

27 In der Wissenschaft wird diese Thematik unter dem Stichwort Zielhierarchie behandelt. Die Literatur zum Thema *Zielhierarchie* ist vielfältig. Übersichtsartikel finden sich bei Shah & Kruglanski (2000) sowie bei DeShon & Gillespie (2005).

28 Kuhl (2001) hat die Funktionsweise dieses psychischen Funktionssystems ausführlich erforscht und beschrieben. Eine Einführung in seine Theorie findet sich bei Mertens & Kuhl (2004). Das Buch von Kehr (2004) beinhaltet eine Einführung in die Theorie von Kuhl aus der Sicht der Arbeits- und Organisationspsychologie.

Literaturangaben

Anderson, J. R. (2001, 3. Aufl). Kognitive Psychologie. Spektrum Akademischer Verlag: Heidelberg.

Armitage, Ch. J. (2004). Evidence that implementation intentions reduce dietary fat intake: a randomized trial. Health Psychology, 23 (3), 319–323.

Bargh, J. (2006) What have we been priming all these years? On the development, mechanisms, and ecology of nonconscious behavior. European Journal of Social Psychology, 36, 147–168.

Blood, S. K. (2005). Body Work. The social construction of women's body image. New York: Routledge.

Bucci, W. (2001). Pathways of emotional communication. Psychoanalytic Inquiry, 21 (1), 40–70.

Carver, Ch. S. (2003). Self-awareness. In M. Leary & J. P. Tangney (Eds.). Handbook of self and identity (pp 179–196). Guilford Press: New York.

Damasio, A. (1994). Descartes Irrtum. Fühlen, Denken und das menschliche Gehirn. List: München.

DeShon, R. P. & Gillespie, J. Z. (2005). A motivated action

theory account of goal orientation. Journal of Applied Psychology, 90 (6), 1096–1127.

Fairburn, Ch. G. (2004). Ess-Attacken stoppen. Ein Selbsthilfeprogramm. Huber: Bern.

Fishbach, A. & Shah, J. Y. (2006). Self-control in action: Implicit dispositions toward goals and away from temptations. Journal of Personality and Social Psychology, 90 (5), 820–832.

Fisher, H. (2004). Why we love. The nature and chemistry of romantic love. Henry Holt: New York.

Fuhrmann, A. & Kuhl, J. (1998). Maintaining a healthy diet: Effects of personality and self-reward versus self-punishment on commitment to and enactment of self-chosen and assigned goals. Psychology and Health, 13, 651–686.

Gallagher, Sh. (2005). How the body shapes the mind. Clarendon Press: Oxford.

Gerlinghoff, M. & Backmund, H. (2003). Essen will gelernt sein. Ein Arbeits- und Rezeptbuch. Beltz: Weinheim.

Gollwitzer, P. M. (1996). Das Rubikon-Modell der Handlungsphasen. In J. Kuhl & H. Heckhausen (Hrsg.), Enzyklopädie der Psychologie: Serie IV. Motivation, Volition und Handlung (Bd. 4, 531–581). Hogrefe: Göttingen.

Gollwitzer, P.M., Fujita, K. & Oettingen, G. (2004). Planning and the implementation of goals. In R. Baumeister & K. Vohs, Handbook of self-regulation (pp 211–228). Guilford Press: New York.

Goschke, Th. (2006). Der bedingte Wille. Willensfreiheit und Selbststeuerung aus der Sicht der kognitiven Neurowissenschaft. In G. Roth & K.-J. Grün (Hrsg.), Das Gehirn und seine Freiheit. Beiträge zu einer neurowissenschaftlichen Grundlegung der Philosophie (S. 107–156). Vandenhoeck & Ruprecht: Göttingen.

Gugutzer, R. (2005). Der Körper als Identitätsmedium: Essstörungen. In M. Schroer (Hrsg.), Soziologie des Körpers (S. 323–355). Suhrkamp: Frankfurt am Main.

Hartmann, Ch. (2006). Die besondere Rolle der Experten in »THE SWAN – endlich schön!«. In U. Prokop & M. M. Jansen (Hrsg.). Doku-Soap, Reality-TV, Affekt Talkshow, Fantasy-Rollenspiele. Neue Sozialisationsagenturen im Jugendalter (S. 209–241). Tectum: Marburg.

Hüther, G. (2006). Wie Embodiment neurobiologisch erklärt werden kann. In M. Storch, B. Cantieni, G. Hüther & W. Tschacher. Embodiment. Die Wechselwirkung von Körper und Psyche verstehen und nutzen (S. 73–98). Huber: Bern.

Kaiser, H. J. (1994). Selbstreflektierendes Denken als Element klugen Handelns. Ein Beitrag zur Frage der »Weisheit« des Alters. Report Psychologie, 19 (10), 24–28.

Kehr, H. (2004). Motivation und Volition. Hogrefe: Göttingen.

Klein, G. (2005). Das Theater des Körpers. Zur Performanz des Körperlichen. In M. Schroer (Hrsg.). Soziologie des Körpers (S. 73–91). Suhrkamp: Frankfurt am Main.

Knee, C. R., Lonsbary, C., Canevello, A. & Patrick, H. (2005). Self-determination and conflict in romantic relationships. Journal of Personality and Social Psychology, 89 (6), 997–1009.

Kuhl, J. (2001). Motivation und Persönlichkeit. Interaktionen psychischer Systeme. Hogrefe: Göttingen.

Kuhl, J. & Raschel. R. (2004). Entfremdung als Krankheitsursache: Selbstregulation von Affekten und integrative Kompetenz. Psychologische Rundschau, 55 (2), 61–71.

Laessle, R. & Pirke, K. M. (2006). Essstörungen. In H. Förstl, M. Hautzinger & G.Roth (Hrsg.). Neurobiologie psychischer Störungen (S. 692–707). Springer: Heidelberg.

Lakoff, G. & Johnson, M. (1997). Leben in Metaphern. Konstruktion und Gebrauch von Sprachbildern. Carl Auer: Heidelberg.

Lakoff, G. & Johnson, M. (1999). Philosophy in the flesh. The embodied mind and its challenge to western thought. Basic Books: New York.

Lindworsky, J. (1923). Der Wille: Seine Erscheinung und seine Beherrschung. Joachim Ambrosius Barth: Leipzig.

Markus, H. & Nurius, P. (1986). Possible selves. American Psychologist, 41, 954–969.

Mertens, J. U. & Kuhl, J. (2004). Die Kunst der Selbstmotivierung. Neue Erkenntnisse der Motivationsforschung praktisch nutzen. Kohlhammer: Stuttgart.

Mischel, W. & Morf, C. (2003). The self as a psycho-social dynamic processing system: A meta-perspective on a century of self in psychology. In M. R. Leary & J. P. Tangney (Eds.), Handbook of self and identity (pp 15–43). Guilford Press: New York.

Mitchell, R. W. (2003). Subjectivity and self-recognition in animals. In M. Leary & J. P. Tangney (Eds.). Handbook of self and identity (pp 567–593). Guilford Press: New York.

Orbach, S. (1979). Anti Diät Buch. Über die Psychologie der Dickleibigkeit, die Ursachen von Esssucht. München: Frauenoffensive.

Pollmer, U. (2005). Esst endlich normal! Piper: München.

Reis, H.T., Sheldon, K.M., Gable, S. L., Roscoe, J. & Ryan, R.M. (2000). Daily well-being: The role of autonomy, competence, relatedness. Personality and Social Psychology Bulletin, 26, 419–435.

Rensing, L., Koch, M., Rippe, B. & Rippe, V. (2006). Mensch im Stress. Psyche, Körper, Moleküle. Spektrum Akademischer Verlag: Heidelberg.

Renz, U. (2006). Schönheit. Eine Wissenschaft für sich. Berlin Verlag: Berlin.

Rohr, E. (2004). Schönheitsoperationen. Eine neue Form der Körpertherapie? In E. Rohr (Hrsg.). Körper und Identität. Gesellschaft auf den Leib geschrieben (S. 90–114). Ulrike Helmer Verlag: Königstein/Taunus.

Schmidt, U. & Treasure, J. (2000). Die Bulimie besiegen. Ein Selbsthilfe-Programm. Beltz: Weinheim.

Shah, J.Y. & Kruglanski, A.W. (2000). Aspects of goal-networks. Implications for self-regulation. In M.Boekaerts. P.R. Pintrich & M.Zeidner (Eds.), Handbook of Self-Regulation (pp 85–110). Academic Press: New York.

Shah, J. Y., Friedman, R. & Kruglanski, A.W. (2002). Forgetting all else: On the antecedents and consequences of goal-shielding. Journal of Personality and Social Psychology, 83 (6), 1261–1280.

Stief, M. (2001). Selbstwirksamkeitserwartungen, Ziele und Berufserfolg: Eine Längsschnittstudie. Shaker: Aachen.

Storch, M. (2002). Das Geheimnis kluger Entscheidungen. Von somatischen Markern, Bauchgefühl und Überzeugungskraft. Pendo: Zürich.

Storch, M. & Krause, F. (2002). Selbstmanagement – ressourcenorientiert. Grundlagen und Trainingsmanual für die Arbeit mit dem Zürcher Ressourcen Modell ZRM. Huber: Bern.

Storch, M. & Riedener, A. (2005). Ich packs! Selbstmanagement für Jugendliche. Trainingsmanual für die Arbeit mit dem Zürcher Ressourcen Modell ZRM. Huber: Bern.

Storch, M., Cantieni, B., Hüther, G. & Tschacher, W. (2006). Embodiment. Die Wechselwirkung von Körper und Psyche verstehen und nutzen. Huber: Bern.

Strack, F. & Deutsch, R. (2004). Reflective and impulsive determinants of social behavior. Personality and Social Psychology Review, 8 (3), 220–247.

Strauch, B. (2003). Warum sie so seltsam sind. Gehirnentwicklung bei Teenagern. Berlin Verlag: Berlin.

Wegner, D.M. (2002). The illusion of conscious will. MIT press: Cambridge, MA.

Wilson, Th.D. (2007). Gestatten, mein Name ist Ich. Das adaptive Unbewusste – eine psychologische Entdeckungsreise. Pendo: Zürich

Yukl, G.A. (1989) Leadership in organizations. Prentice Hall: Englewood Cliffs.

Buchtipps zum Weiterlesen

Die folgenden Bücher sind meine persönlichen Favoriten, um sich mit der Denkweise des Ich-Gewichts weiter vertraut zu machen. Sie bearbeiten verschiedene Aspekte, die für die Themen Gesundheit, Ernährung, Bewegung und Arbeit mit dem Unbewussten wichtig sind. Meine Kommentare zu den Büchern sollen Ihnen eine erste Übersicht vermitteln.

Benita Cantieni
Beschwerdefrei laufen
Verlag Südwest, 2006
Die Körperforscherin Benita Cantieni erklärt, wie man den eigenen Körper richtig benutzt und das Potenzial zur geglückten Beweglichkeit freisetzt, das in jedem Menschen wohnt. Ihre »CANTIENICA® – Methode für Körperform & Haltung« weckt die Körperintelligenz in jedem Menschen und führt dazu, dass Bewegung Spaß macht und zu einer guten Stimmungslage beiträgt.
www.cantienica.com

Gunter Frank
Die Lizenz zum Essen
Piper Verlag, 2008

Der Arzt Gunter Frank bespricht die medizinische Seite der Ernährungs-Gesundheits-Thematik am Beispiel vieler Menschen, die er in seiner Praxis beraten hat. Besonders faszinierend an seinem Ansatz ist die Botschaft, dass Menschen je nach Konstitution – eher rundlich oder eher hager – und aktueller Lebenslage völlig unterschiedliche Bedingungen brauchen, um gesund und zufrieden zu sein. Außerdem haben sich auch in Anpassungsprozessen, die sich über Tausende von Jahren erstrecken, je nach Kultur und Klima Unterschiede herausgebildet, was gut vertragen wird. Deshalb müssen bei der Suche nach einer gesunden Ernährung Selbstkompetenz und Bauchgefühl Vorrang haben vor pauschalen Ernährungsvorschriften, die statt Gesundheit eher Stress erzeugen. In diesem Buch findet sich ein Test, mit der die ganz eigenen Voraussetzungen für eine wohltuende Gesundheit eingeschätzt werden können, um schließlich augenzwinkernd die Lizenz zum Essen zu erhalten. Diese Lizenz macht den Leser in Zukunft immun gegen Ernährungszwang, Schlankheitsterror, und genussfeindliche Scheingesundheit.

www.frank-gesundheit.de

Udo Pollmer
Esst endlich normal!
Piper Verlag, 2005
Udo Pollmer, der Wissenschaftliche Leiter des Europäischen Instituts für Lebensmittel- und Ernährungswissenschaften, stellt in diesem Buch vieles auf den Kopf, was wir über die Zusammenhänge von Ernährung und Gewicht zu wissen glauben. Alle seine Aussagen sind mit wissenschaftlichen Studien unterfüttert und erlauben eine neue Perspektive auf das Thema, die sich gewaltig von dem unterscheidet, was in den Medien täglich als Information angeboten wird.
www.das-eule.de

Marco Rauland
Chemie der Gefühle
Hirzel Verlag, 2001
Der Chemiker Marco Rauland beschreibt, was Gefühle alles an Körper-Chemie mit sich bringen. Sein Buch passt gut zum Thema Ich-Gewicht, weil es aus einer biologischen Perspektive deutlich macht, dass Gefühle nicht nur Schall und Rauch sind, sondern körperliche Vorgänge mit vielen Konsequenzen. Wer dieses Buch gelesen hat, wird die eigenen Gefühle sofort sehr viel ernster nehmen und sorgfältiger mit dem eigenen Gefühlshaushalt umgehen.

Timothy Wilson
Gestatten, mein Name ist Ich.
Das adaptive Unbewusste –
eine psychologische Entdeckungsreise
Pendo Verlag, 2007
Der amerikanische Psychologie-Professor Timothy D.Wilson stellt die aktuellen wissenschaftlichen Ergebnisse der psychologischen Forschung zum Unbewussten zusammen. In Amerika ist es weit mehr verbreitet als in Europa, dass Professorinnen und Professoren populärwissenschaftliche, witzige und lebenstaugliche Bücher über ihre Forschungsgebiete schreiben. Timothy Wilson hat dies auch getan. Sein Buch zeigt, warum das Unbewusste eines der großen Themen der nächsten Jahre werden wird.
www.people.virginia.edu/~tdw

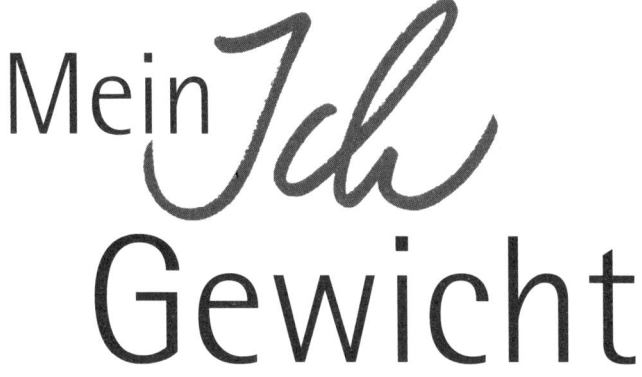

Mein Ich Gewicht

Arbeitsblätter
als
Kopiervorlage

Die Arbeitsblätter stehen als pdf-Datei kostenlos
auf der Homepage des Instituts für Selbstmanagement
und Motivation Zürich zur Verfügung.

www.ismz.ch

Das Unbewusste kommt zu Wort

Meine Absicht

Ich _____

Kommentare vom adaptiven Unbewussten
(Worte, Bilder, Assoziationen)

_____

_____

_____

_____

_____

_____

_____

_____

Somatische-Marker-Diagnostik

Meine Absicht

Ich _____

_____

Meine somatischen Marker

Meine Gründe und ich

Meine Absicht

Ich _____

_____

Meine Gründe
(Listen Sie mindestens 5 Gründe auf, warum Sie Ihre Absicht in Handlung umsetzen wollen)

_____

_____

_____

_____

_____

_____

_____

Meine Gründe und ich

Meine Absicht

Ich _____

_____

Fremd

Fremd **Eigen-grund** **Fremd**

Fremd

Meinen guten Grund in Willenskraft-Form bringen

Meine Absicht

Ich _____

1. Annäherungsziel-Check

_____

2. Autonomie-Check

_____

3. SoMa 70+ Check

_____

Mein guter Grund (für heute) endgültige Fassung

_____

_____

_____

Mein Motto erfinden

Mein guter Grund in der endgültigen Fassung

Ich _____

_____

_____

Idee

Idee   **Idee**

Mein Motto:

Idee   **Idee**

_____

_____

_____

Idee   **Idee**

Idee

Register

Verzeichnis der Abbildungen

Der Körper hat immer Recht

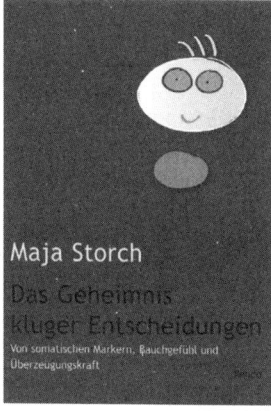

Maja Storch
Das Geheimnis kluger Entscheidungen.
128 Seiten. Gebunden
Mit zahlreichen Illustrationen
€ (D) 14,90 / € (A) 15,40 /
sFr 29,90
ISBN: 978-3-86612-033-4

Wer gute Entscheidungen trifft, hat mehr vom Leben. Und das wichtigste Hilfsmittel dazu ist der eigene Körper. Denn um kluge Entscheidungen zu fällen, braucht es mehr als einen klaren Kopf – ohne unser Unbewusstes entscheiden wir nichts. Wir spüren »einen Kloß im Hals« oder »Schmetterlinge im Bauch«. Je besser wir diese Signale verstehen, desto glücklicher werden wir.

Die Erfolgsautorin Maja Storch zeigt auf leicht verständliche und humorvolle Art, wie man diese Einsichten umsetzen kann. Ein unverzichtbares Buch für alle, die im Beruf und im Privatleben mit ihren Entscheidungen gut leben wollen.

Erschienen im Pendo Verlag.
Das gesamte Verlagsprogramm finden Sie unter
www.pendo.de

Das Gegenprogramm zum Stress

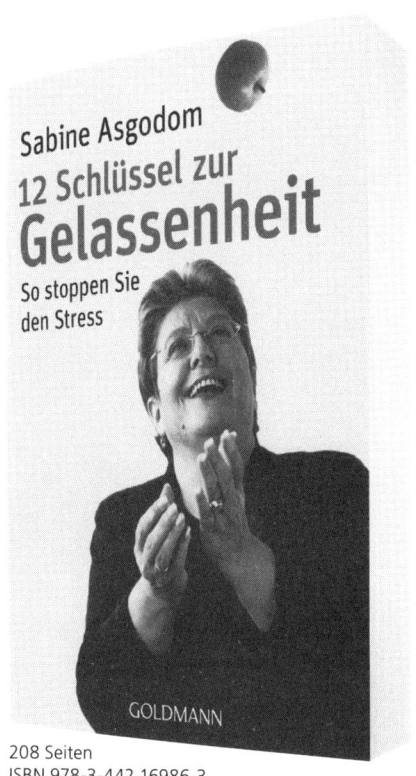

Deutschlands Erfolgs-
trainerin und Best-
sellerautorin Sabine
Asgodom hilft Stress
und Hektik stoppen.
Sie gibt 12 Schlüssel
an die Hand, die den
Weg öffnen, um in
jeder Situation gelassen
zu agieren.

208 Seiten
ISBN 978-3-442-16986-3

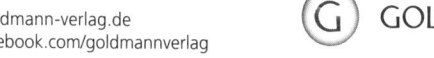

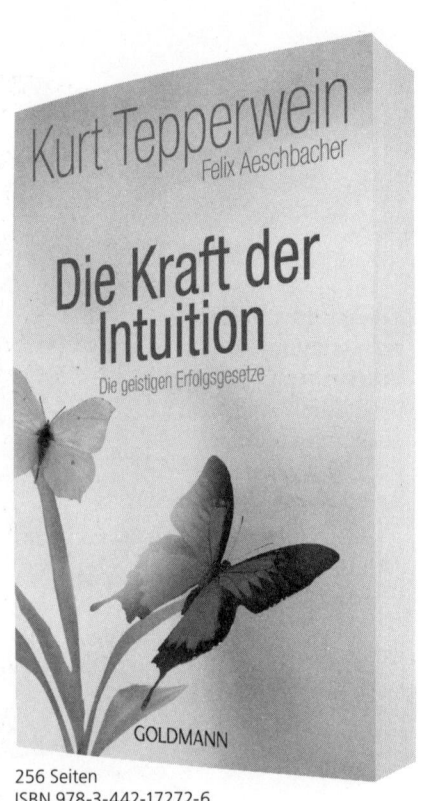
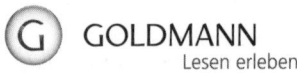

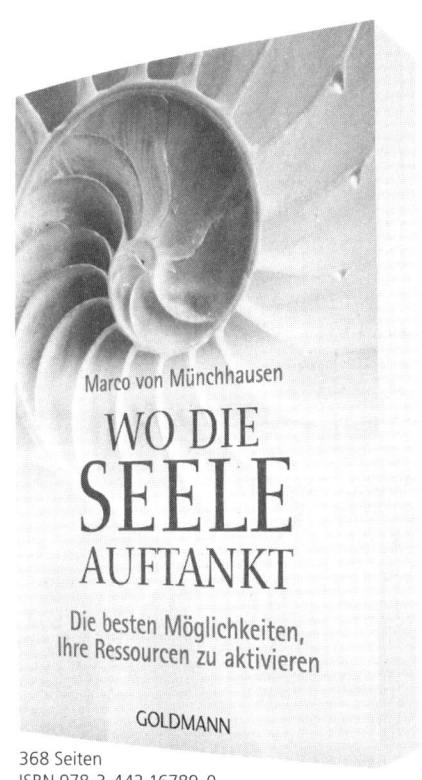

Neueste Erkenntnisse der Hirnforschung

Depressionen, Ängste, Aggressionen, ADS – der Neurowissenschaftler Dr. Daniel G. Amen erklärt, wie sie im Gehirn entstehen und welche Möglichkeiten es gibt, sie mit gezielten Übungen und Techniken zu beeinflussen und in den Griff zu bekommen.

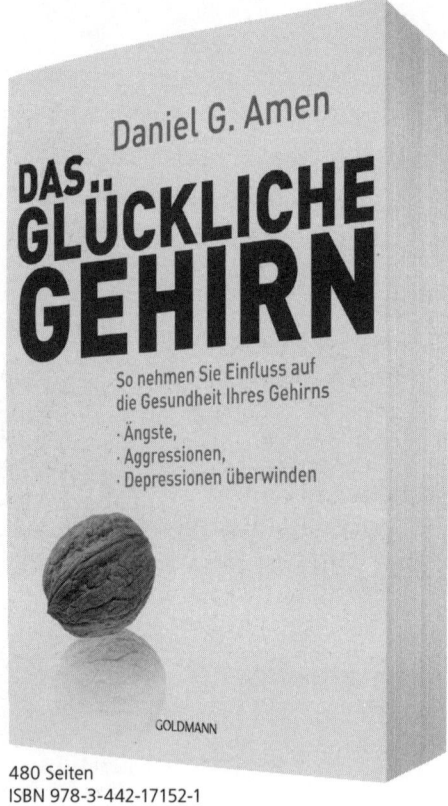

480 Seiten
ISBN 978-3-442-17152-1

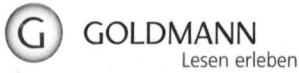

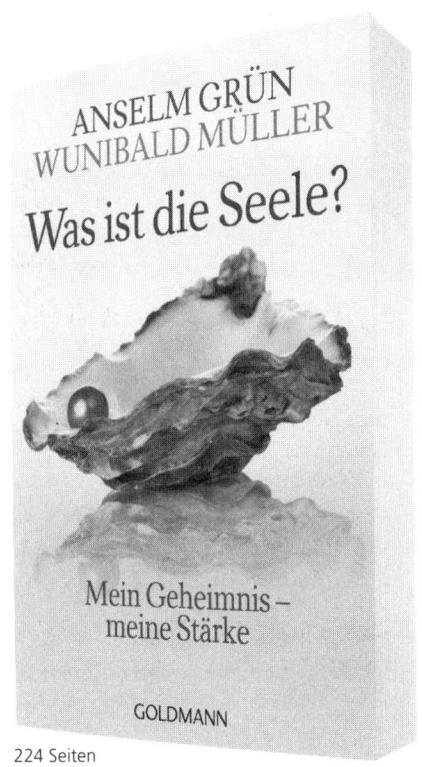
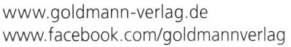
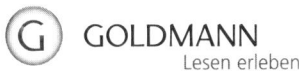

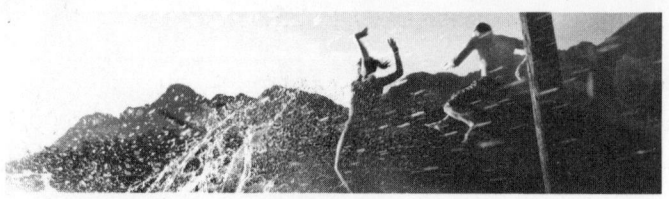

Um die ganze Welt des
GOLDMANN Verlages
kennenzulernen, besuchen Sie uns doch
im **Internet** unter:

www.goldmann-verlag.de

Dort können Sie
nach weiteren interessanten Büchern *stöbern*,
Näheres über unsere *Autoren* erfahren,
in *Leseproben* blättern, alle *Termine* zu Lesungen und
Events finden und den *Newsletter* mit interessanten
Neuigkeiten, Gewinnspielen etc. abonnieren.

Ein *Gesamtverzeichnis* aller Goldmann Bücher finden
Sie dort ebenfalls.

Sehen Sie sich auch unsere *Videos* auf YouTube an und
werden Sie ein *Facebook*-Fan des Goldmann Verlags!

www.goldmann-verlag.de
www.facebook.com/goldmannverlag

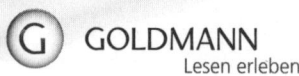